母乳喂养宝典

主编 刘小艳 戴婷婷 杜 霞 官 莉

主审 陈 诚

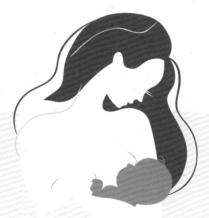

重庆大学出版社

图书在版编目（CIP）数据

母乳喂养宝典 / 刘小艳等主编. -- 重庆：重庆大学
出版社，2023.6
ISBN 978-7-5689-3845-7

Ⅰ.①母… Ⅱ.①刘… Ⅲ.①母乳喂养 Ⅳ.
①R174

中国国家版本馆CIP数据核字(2023)第066598号

母乳喂养宝典
MURU WEIYANG BAODIAN

主编：刘小艳 戴婷婷 杜 霞 官 莉
策划编辑：胡 斌

责任编辑：胡 斌 版式设计：张 晗
责任校对：王 倩 责任印制：张 策

*

重庆大学出版社出版发行
出版人：饶帮华
社址：重庆市沙坪坝区大学城西路21号
邮编：401331
电话：（023）88617190 88617185（中小学）
传真：（023）88617186 88617166
网址：http://www.cqup.com.cn
邮箱：fxk@cqup.com.cn（营销中心）
全国新华书店经销
重庆俊蒲印务有限公司印刷

*

开本：890mm×1240mm 1/32 印张：5.75 字数：120千
2023年5月第1版 2023年5月第1次印刷
ISBN 978-7-5689-3845-7 定价：45.00元

编委会

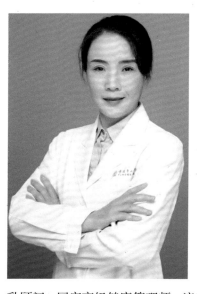

简主
介编

　　刘小艳，重庆市人民医院副主任护师。国际认证泌乳顾问，国家高级健康管理师，流产后关爱（PAC）高级咨询师，助产士，中国妇幼保健协会妇幼健康服务产业委员会委员。曾在陆军军医大学第一附属医院妇产科工作 20 余年，专业方向为妇幼健康管理与感染防护。

　　长期从事科学普及教育工作，曾参与重庆市教育委员会和重庆卫视联合录制的 2018 年春季《开学第一课》，面向全重庆市 600 万中小学生公开授课。2018 年开始开设母乳喂养与产后避孕门诊，至今已完成相关咨询服务逾 5000 人次，为孕产妇解决各类哺乳及产后避孕问题。2022 年疫情防控期间，曾与重庆电视台有线频道筹备 "孕期保健与母乳喂养" 云上访谈节目，并先后在重庆市电视台有线频道录制 "母乳喂养" 科普节目两期，节目视频参加国家卫健委 "2022 年新时代健康科普作品征集大赛" 获优秀作品提名奖。

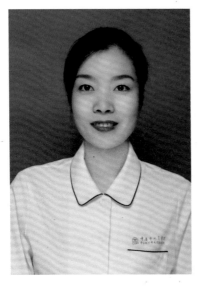

戴婷婷，医学学士，重庆市人民医院副主任护师，助产士，产科专科护士。从事妇产科专科护理、教学和科研工作 10 余年，现任重庆市人民医院妇产科副护士长，重庆市医药高等专科学校导师，重庆市医学会妇产科学分会第七届助产学组委员，重庆市护理学会第一届助产护理专业委员会委员，重庆市医师协会肿瘤医师分会第一届医护融合学组委员。专业方向为孕产妇健康管理与母乳喂养指导。

积极推进专科护理相关科普宣教，组织及推广经验丰富。带领团队围绕妇女节、母亲节、母乳喂养周和肿瘤关爱日等特殊日期开展系列科普知识讲座，逐步形成"仁医妇产"特色的科普活动系列。长期关注母乳喂养主题，主持制作母乳喂养宣传手册，录制多部母乳喂养科普宣传视频并投放于多家自媒体账号，关注及点赞率高，受众广。在学会及医院举办的多次科普活动中，先后获得科普活动奖，科普微课比赛一等奖和孕教科普达人等荣誉称号。

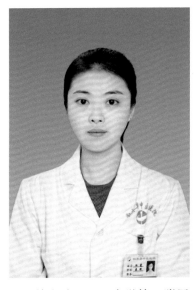

杜霞，四川省叙永县中医医院妇产科主任，主治医师，硕士研究生在读。四川省泸州市健康科普专家组成员。曾在陆军军医大学第一附属医院和中山大学第二附属医院进修学习，专业方向为妇科微创、高危妊娠与科学人文孕产期保健。

长期从事科学普及教育工作。主持开展"青春期生殖健康教育"科普项目，面向全县中学青少年开展科普教育，已先后完成4次走进校园活动并将持续开展。重视将学科建设、学术素养提高与科学普及推广精准结合，参加四川省泸州市妇产科技能比赛荣获团体一等奖1次，个人二等奖1次。积极响应《母乳喂养促进行动计划（2021—2025年）》，推动母乳喂养宣传，改进教育策略，将科内分娩孕产妇的母乳自然喂养成功率提升并维持在90%以上。

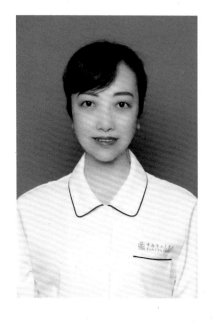

官莉，主任护师，护理学本科、公共管理学研究生学历。现任重庆市人民医院护理部主任，中华护理学会理事，中华护理学会护理管理专委会专家库成员，中国医药教育协会护理教育专业委员会常务委员，中国医院协会护理管理专业委员会委员，重庆市护理学会常务理事，重庆市全科护理专委会主任委员，重庆市护理学会行政管理专委会副主任委员，重庆市医院协会护理管理专委会副主任委员，重庆市护理专家库成员，重庆市高级职称评审专家，重庆市基层医疗机构等级评审专家，《中华护理杂志》《检验医学与临床》杂志编委，国家三级健康管理师。

荣获中华护理学会"杰出护理工作者"、中国护理管理杂志社"全国优秀护理部主任"、重庆市卫健委"优秀党务工作者"、重庆市医院协会"医院管理先进工作者"等荣誉称号。

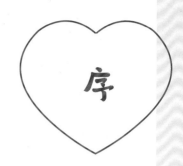

序

  对婴儿来说，母乳是最天然、最安全和最理想的食物，对于促进婴儿获得最佳生长发育和健康至关重要。母乳不仅可以满足婴儿生长发育的需要，适合婴儿尚未成熟的消化吸收能力，还能促进婴儿器官的发育和功能成熟；母乳含有大量免疫活性物质，可提高婴儿免疫力、降低婴儿过敏和感染性疾病的发生。

  同时，母乳喂养对于母亲也大有裨益：母乳喂养不仅可以促进子宫收缩、帮助产后形体修复，还可以降低产后抑郁、乳腺癌、高血压、心血管疾病和2型糖尿病的发病风险。全母乳喂养情况下，会延长母亲的排卵功能恢复时间，可以达到自然避孕的目的。

  由于母乳喂养对母儿的诸多好处，因此被公认为是全球儿童健康发展的最佳养育方式中最为重要的组成部分。世界卫生组织（WHO）建议儿童应在出生后的第一个小时内开始母乳喂养，在前6个月内完全母乳喂养，6个月后在添加辅食的基础上，母乳喂养持续到2岁或2岁以上。为了推动母乳喂养，联合国儿童基金会和 WHO 提出了爱婴医院创建活动，我国也积极参与其中。近年来，各部门认真贯彻落实《中华人民共和国母婴保健法》《中国儿童发展纲要（2021—2030 年）》等政策性文件，大力提倡母乳喂养，开展母乳喂养科普宣传，不断创新爱婴医院建设与管理，母乳喂养工作取得积极成效。

全球顶尖的医学杂志《柳叶刀》（*The Lancet*）曾向全球发布了母乳喂养的系列报告，报告指出：目前全球只有 37% 的 0~6 月龄婴儿得到纯母乳喂养，且在过去 20 年里，母乳喂养率并未显著提高。根据联合国儿童基金会和 WHO 2017 年联合发布的《全球母乳喂养数据》显示：全球母乳喂养形式并不乐观，不到 40% 的 6 个月龄以下婴儿获得纯母乳喂养；仅有 23 个国家的纯母乳喂养率高于 60%。

在我国，纯母乳喂养形势则更加严峻。由于调查途径和手段不一，区域覆盖局限，当前我国纯母乳喂养率并没有统一的数据。根据 2019 年发布的《中国母乳喂养影响因素报告》，我国 0~6 个月婴儿纯母乳喂养率为 29.2%，而国家疾病预防控制中心所作的营养与慢病调查的监测数据显示纯母乳喂养率仅为 20.8%，均远低于世界平均水平。

母乳喂养率偏低，既是医学问题，也是生物学问题，还是家庭问题，更是一个社会学问题。社会公众及母婴家庭对母乳喂养科学知识掌握不足，母乳喂养咨询指导服务供给不充分，支持母乳喂养的公共设施、政策环境需要改善，针对母乳代用品生产和经营企业监管力度不强等，均是导致母乳喂养率低的重要原因。

根据《"健康中国 2030"规划纲要》《健康中国行动（2019—2030 年）》和《国民营养计划（2017—2030 年）》，提升母乳喂养率是保障母婴健康、推进健康中国建设的重要基础性工作。2021 年 11 月，国家卫生健康委等 15 个部门共同发布《母乳喂养促进行动计划（2021—2025 年）》，倡导社会各界共同承担责任，携手构建支持母乳喂养的友好氛围与支持体系。计划明确提出：到 2025 年，母婴家庭母乳喂养核心知识知晓率达到 70% 以上；母婴家庭成员母乳喂养支持率达到 80% 以上；医疗机构设立母乳喂养咨询门诊或孕产营养门诊的比例不断提高；公共场所母婴设施配置率达到 80% 以上；所有应配备母婴设施的用人单位基本建成标准化的母婴设施；以最终促使全国 6 个月内纯母乳喂养率达到 50% 以上。

本书编者团队长期从事妇幼健康管理，团队成员母儿护理经验丰富。第一主编刘小艳副教授在陆军军医大学第一附属医院从事妇产科工作 20 余年，后转隶重庆市人民医院，先后获得国际认证泌乳顾问（IBCLC）和国家高级健康管理师等母儿健康管理从业证书，自 2018 年开始开设母乳喂养专病门诊，为数千例孕产妇提供母乳喂养咨询服务，见证了各类成功母乳喂养的幸福与喜悦，也总结了成功解决各类母乳喂养问题的临床经验。刘小艳副教授带领团队成员先后做客重庆市电视台多个有线频道，完成"母乳喂养"系列科普宣教，该系列作品参加了"2022 年新时代健康科普作品征集大赛"，并获得优秀提名奖。

本书编者团队根据多年母乳喂养、母儿管理和科学普及推广经验，结合国际和国内的相关研究进展，编写了这本科普读物。本书从备孕期母乳喂养的生理和心理准备、孕期母乳喂养相关知识储备、哺乳期母乳喂养实践操作和产后期母乳喂养对形体恢复及有效避孕的作用等四个板块，围绕母乳喂养时间轴，详细介绍成功母乳喂养活动中涉及的母儿系列话题，知识体系完善，语言通俗易懂；读者受众广，可操作性强，相信每一位读者都能得益于本书的知识，并应用于母乳喂养活动中。

母乳喂养关系到婴儿一生的健康，有利于提高整个社会和民族的人口素质，利国利民。我们需要做更多的科普知识宣教和科普活动推广，通过全社会的共同努力，给哺乳妈妈提供生理心理的双重呵护、妈妈优先的家庭氛围、专业及时的卫生服务、包容支持的职场环境和母婴友好的社会环境，从而让更多妈妈积极选择母乳喂养，成功母乳喂养！

最后，祝贺《母乳喂养宝典》一书成功出版！

中华医学会围产医学分会候任主任委员
中国医师协会母胎医学专委会副主任委员
中国医师协会妇产科医师分会常务委员
重庆市医学会妇产科学分会主任委员　　　漆洪波
重庆市医学会围产医学分会前任主任委员
重庆市医师协会围产医师分会会长

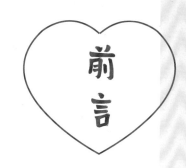

前言

母乳是婴儿成长最自然、最安全、最完整的天然食物，它含有婴儿成长所需的所有营养和抗体，丰富且均衡的营养可以促进宝宝茁壮成长，自带的抗体可以有效预防及保护婴儿免于感染并减少疾病的发生，是婴儿健康生长和发育的最佳食品。因此，世界卫生组织（WHO）倡议：在生命的最初 6 个月，婴儿应完全母乳喂养，以实现最佳生长、发育和健康；在 6 个月之后，在给予婴儿充足安全的补充食品的同时，建议继续母乳喂养至两岁或两岁以后。

为了保护、促进和支持母乳喂养，1991 年 6 月国际儿科学会在土耳其率先倡议"开创爱婴医院活动"，并迅速得到联合国儿童基金会和世界卫生组织的支持，现已成为一项全球性活动。1992 年 5 月，原国家卫生部发布《关于加强母乳喂养工作的通知》，提出促进和支持母乳喂养的 10 项措施，自此我国开始积极创建爱婴医院。迄今全球 2 万多家"爱婴医院"中，中国有 7000 多家。

爱婴医院在提供母乳喂养场所，促进成功母乳喂养方面起到积极推动作用。为落实《"健康中国 2030"规划纲要》《健康中国行动（2019—2030 年）》和《国民营养计划（2017—2030 年）》，保障实施优化生育政策，维护母婴权益，促进母乳喂养，国家卫生健康委联合多部门制定了《母乳喂养促进行动计划（2021—2025 年）》，再次强调：到 2025 年，母婴家庭母乳喂养核心知识知晓率达到 70% 以上；母婴家庭成员母乳喂养支持率达到 80% 以上；医疗机构设立母乳喂养咨询门诊或孕产营养门诊的比例不断提高；公共场所母婴设施配置率达到 80% 以上；所有应配备母婴设施的用人单位基本建成标准化的母婴设施；全国 6 个月内纯母乳喂养率达到 50% 以上。

然而，当前全球仅有 37% 左右的婴儿在出生后 6 个月内获得纯母乳喂养。相比之下，我国的 6 个月以内新生儿纯母乳喂养率仅为 29.2%，远低于世界平均水平。由此可见，推广母乳喂养任重道远。母乳喂养率较低，是社会、文化、生理、心理以及经济等多重因素叠加的结果，孕产妇对泌乳过程的知晓，对哺乳知识的理解和接受，对哺乳过程中常见问题的掌握，以及父亲和家庭对母乳喂养的支持，社会层面的理解和帮助等，均在推动成功母乳喂养方面具有重大意义。

本书编者在临床母乳喂养指导中，发现孕产妇在心理和生理方面存在诸多母乳喂养核心知识的欠缺。本书撰写的初衷即是为了帮助孕产妇及家庭建立母乳喂养的决心和信心，积极指导妈妈们成功母乳喂养，提高母乳喂养率。本书从怀孕前孕妇生理和心理的基础状况准备，孕期身体状况调整和哺乳知识储备，围产期母乳喂养实战，以及产后母乳喂养与形体恢复和避孕等方面系统阐述母乳喂养过程中的科普知识。希望这些通俗易懂的文字能帮助妈妈们成功母乳喂养，在享受成功母乳喂养的同时，宝宝得以健康茁壮成长。

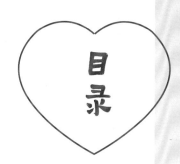

目录

第 1 篇
备孕期

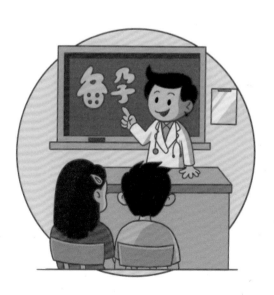

健康教育

★ 孕前充分准备，打好母乳喂养基础

★ 养成良好生活习惯，及时处理基础疾病

★ 补充营养，适量运动

★ 成功母乳喂养，需要全家人上阵，社会支持携手前行

第 1 讲　备孕须知

1. 如何学习母乳喂养的相关知识?

孕妈妈可参加相关医院孕妇学校定期开展的母乳健康知识讲座,也可通过与世界卫生组织保持官方联系的权威网站"国际母乳会""中国母乳喂养行动联盟(CABA)",或母乳喂养门诊得到资深国际泌乳顾问的一对一指导,同时还可拨打全国爱婴医院的母乳喂养电话咨询母乳喂养相关问题。

2. 如何建立母乳喂养的信心?

妈妈们要知道哺乳是一个非常自然的过程,母乳喂养好处多多。无论是对宝宝生长还是妈妈健康,母乳喂养都是一举两得的选择。母乳的优势是配方奶无法比拟的,母乳中的营养物质有400多种,是宝宝理想的天然食物,并且哺乳会消耗大量的热量,这是一种"天然"的减肥方法,会使妈妈们的身材尽快恢复。想要坚持与克服困难,自信心必不可少,但是该怎么去做呢?获得一次成就感,全心全意集中精力,写下一次成功喂养的经历,记录一次成功的喂养方法。

3. 母乳喂养只是妈妈的事吗?

母乳喂养这件事看起来只能由妈妈完成,但实际上只依靠妈妈的力量还远远不够。妈妈需要家人的理解、帮助和支持,特别是在遇到母乳喂养困难的时候,爸爸的支持和参与非常重要。母乳喂养对妈妈、婴儿、家庭、社会都有益处,国家目前非常关注母乳喂养,《母乳喂养促进行动计划(2021—2025 年)》提出了具体的目标:"公共场所母婴设施配置率达到 80% 以上;所有应配备母婴设施的用人单位基本建成标准化的母婴设施;全国 6 个月内纯母乳喂养率达到 50% 以上。"

4. 接种人乳头瘤病毒(HPV)疫苗后多久可以怀孕?

2014 年美国免疫规划实施咨询委员会(ACIP)在宫颈癌疫苗推荐意见中建议:在完成最后一针 HPV 疫苗接种后至少 2 个月再考虑受孕。我国目前没有特别明确的指南建议 HPV 疫苗接种后多久可以受孕,部分专家推荐 HPV 疫苗三剂接种完毕后,再过 3 个月可以受孕。

5. 备孕可以接种新型冠状病毒疫苗吗?

①计划自然受孕女性,可按常规程序接种新型冠状病毒疫苗(以下简称"新冠疫苗"),无须因为接种新冠疫苗而延迟受孕。

如果接种第 1 针疫苗后发现妊娠，可按时接种第 2 针；

②男性接种新冠疫苗后，不影响精子质量。因此无须担心丈夫接种疫苗对妊娠产生影响；

③计划采用人工辅助生育技术的受孕者应慎重，在接种第 2 针疫苗后 2~4 周再进行相应的医学处理。

6. 接种新冠疫苗后发现自己受孕该怎么办？

①新冠疫苗不含活病毒，妊娠不是接种新冠疫苗（尤其是灭活新冠疫苗）的禁忌证；

②考虑到孕期接种疫苗可产生疫苗的固有不良反应，在没有明显感染风险的情况下孕期可暂缓接种新冠疫苗，但建议分娩后尽快完成接种；

③孕期存在感染风险的情况下，尤其生活和 / 或工作在发病流行地区，建议按程序接种灭活新冠疫苗，孕早、中、晚期均可接种，同时观察是否出现不良反应，并随访妊娠和分娩结局；

④接种新冠疫苗后发现妊娠者，无须终止妊娠，并可完成全程接种，同时观察是否出现不良反应，随访妊娠和分娩结局。

7. 备孕期如何补充营养？

备孕前 3 个月需要补充叶酸，合理选用碘盐，常吃含铁丰富的食物，注意营养均衡。

①叶酸：足够的叶酸才能满足胎儿的神经系统发育，降低胎儿神经管畸形的发生率；

②碘：妇女在受孕期间缺碘会造成婴儿出现呆小症，日常食用碘盐和含碘食物，每周摄入 1 次含碘的食品；

③铁：在怀孕时补铁，有利于减少妊娠贫血，预防新生儿贫血；

④钙：钙是形成骨骼与牙齿的主要成分，是胎儿发育过程中不可缺少的元素；

⑤锌：锌有利于胎儿大脑发育；

⑥维生素：建议进食新鲜蔬菜水果，补充多种维生素；

⑦优质蛋白质：建议食用含有 DHA、EDA 的海产品，有利于促进胎儿大脑发育和增强体质；

⑧保证休息和睡眠：规律作息时间，饮食营养均衡，戒烟禁酒，提高自身免疫力。

妇女备孕和孕期一日食物推荐量（低至中度身体活动水平）

食物种类	建议量 /g·d⁻¹		
	备孕 / 孕早期	孕中期	孕晚期
粮谷类 ª	200~250	200~250	225~275
薯类	50	75	75
蔬菜类 ᵇ	300~500	400~500	400~500
水果类	200~300	200~300	200~350
鱼、禽、蛋、肉（含动物内脏）	130~180	150~200	175~225

续表

食物种类	建议量 /g · d⁻¹		
	备孕 / 孕早期	孕中期	孕晚期
奶	300	300~500	300~500
大豆	15	20	20
坚果	10	10	10
烹调油	25	25	25
加碘食盐	5	5	5
饮水量	1500~1700 mL	1700 mL	1700 mL

注：a. 全谷物和杂豆不少于 1/3；b. 新鲜绿叶蔬菜或红黄色蔬菜占
2/3 以上。

8. 备孕期如何补充叶酸?

　　叶酸是一种水溶性 B 族维生素，参与人体新陈代谢全过程。孕妇缺乏叶酸有可能导致胎儿神经管畸形，还可使胎儿眼、口、唇、心血管、肾、骨骼及胃肠道的畸形率增加。对有生育计划的女性朋友来说，应至少提前 3 个月开始服用叶酸，持续整个孕期，世界卫生组织（WHO）也建议补充叶酸到产后 3 个月。叶酸在早饭或晚饭后半小时服用效果最佳。《中国居民膳食指南（2022）》建议怀孕期间每天补充叶酸 0.4 mg，标准服用剂量是一日 1 次，一次 0.4 mg，但如果曾经怀过神经管畸形的宝宝，叶酸剂量需要遵医嘱服用。补充叶酸不是妈妈的专利，对于准爸爸同样重要，准爸爸缺乏叶酸，可能会影响精子质量，增加孕妇流产概率和宝宝出生缺陷风险。

9. 停用避孕药后何时能妊娠？

选择的避孕药不同，停药后残留的药物代谢所需时间也会不同。

①复方短效口服避孕药停药后月经来潮即可妊娠，不影响子代生长和发育。如果在不知情下继续用药，可能增加胎儿致畸风险，建议尽早到产科就诊，综合评估药物对胚胎的影响；

②长效口服避孕药由于其含激素成分及剂量与短效避孕药有很大不同，建议停药 6 个月再妊娠；

③紧急避孕药为单纯孕激素，国外临床观察显示，在孕早期不慎服用了某些类型的紧急避孕药，未见对胎儿有不利影响，尤其在受精 2 周内，此时胎儿通常处于团块期，还未开始器官分化，对胎儿致畸作用不明显，远期影响有待观察。

10. 宫内节育器取出后何时可以妊娠？

节育器是一种长效可逆的避孕方法。目前，市面上不同的宫内节育器使用期限不一，塑料材质一般为 5 年，金属材质为 10 年以上。有生育计划者需要先取出，一般情况下取出后 1 月即可妊娠；如遇病理情况取出者，需妇产科医生评估后再妊娠。有研究显示，各种节育器取出后 1 年内有 51.2% 妇女再次妊娠，2 年内妊娠率为 89.4% ± 1.6%，3 年内妊娠率为 93.3% ± 1.4%，同未置器妇女妊娠率相似。

曼月乐（左炔诺孕酮宫内节育系统，LNG-IUS）为一种孕激素宫内节育器，《左炔诺孕酮宫内缓释系统临床应用的中国专家共识》中指出，曼月乐放置在宫腔，子宫内膜中的 LNG 浓度远高于血液中，基本不抑制排卵，取出后即可恢复生育能力。

第 2 讲 母乳喂养初认识

11. 母乳喂养的分类有哪些?

母乳喂养主要分为以下三类:

①纯母乳喂养:除母乳外不喂婴儿其他任何食物或饮料,包括水。但是允许婴儿服用滴剂和糖浆(维生素、矿物质和药物);

②主要母乳喂养:以母乳为主的喂养,婴儿吃维生素、水、果汁、蔬菜汁,可以喂药物、维生素、矿物质滴剂,但不能喂母乳以外的奶、奶制品及其他以食物为基础的东西;

③象征性母乳喂养:几乎不提供热量的母乳喂养。

12. 与配方奶比较,母乳好在哪里?

母乳富含蛋白质、碳水化合物、脂肪、维生素、矿物质等多种营养素,是婴幼儿生长发育所需营养的黄金标准,被誉为"白色血液"。母乳的营养成分高达 400 多种,是最理想的天然食物。母乳含有宝宝出生后 6 个月内所需要的全部营养物质,并且容易吸收,能够促进宝宝胃肠道的发育,母乳里含有溶菌酶、分泌型免疫球蛋白 A 和乳铁蛋白,这三种蛋白结合在一起,可以抑菌、杀菌，帮助宝宝抵御疾病，有助于宝宝免疫系统的搭建，降低疾病发生的风险。配方奶是在普通奶粉的基础上，去掉部分酪蛋白，增加乳清蛋白和各种微量元素制作而成，是接近母乳效果的奶粉。配方奶粉所能供应的只是固定成分，并不能随宝宝所需随时变化，此营养成分是不符合宝宝生理需求的。反观母乳的养分不仅受到吸收食物的影响，还受到自然生态的影响，母乳的最主要性质之一是在 8 个小时至一昼夜内最大程度上立即适应宝宝生理活动的需求。在母乳哺育过程中，宝宝开始时吸入的母乳和即将喝饱时吸入的母乳所含物质是迥然不同的。不同的妇女所分泌的乳汁微量成分和理化性质也是有细微变化的。

13. 前奶和后奶的区别是什么？

在母乳喂养的时候，前奶和后奶并不存在明显的时间界限。刚开始喂奶，乳汁颜色比较清淡、稀薄的称为前奶。随着时间的推进，宝宝快要吃完的时候，乳汁的颜色会显得比较白且浓稠，这时的乳汁称为后奶。一般来说，前奶里面较多的是水分、蛋白质、无机盐、乳糖和维生素，后奶则是脂肪及热量，让婴儿有饱足感。

14. 什么是初乳、过渡乳、成熟乳？

孕中晚期到产后 1~5 天以内的乳汁称为初乳；6~13 天为过渡

乳；14 天以后为成熟乳：

①初乳：量少，色黄而浓稠，富含分泌型免疫球蛋白 A
（sIgA），乳糖、脂肪和水溶性维生素含量比较低，等于新生
儿的第一针预防针，保护婴儿免于感染和过敏；

②过渡乳：介于初乳与成熟乳之间的奶水，免疫球蛋白与蛋
白质浓度渐渐减少，乳糖、脂肪与水溶性维生素逐渐增加；

③成熟乳：奶水逐渐转变成乳白色，成分趋于稳定。

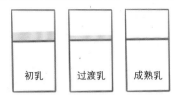

15. 人乳与其他哺乳动物乳汁的区别在哪里？

人乳与其他哺乳动物乳汁在总固体、水、脂肪、蛋白质、
灰分等方面存在显著差异。人乳中水占 86.6%，总干物质占
13.4%，干物质中脂肪占 4.4%，非脂肪固体物占 9.0%。

各种哺乳动物乳的成分及其含量（%）

种类	水分	脂肪	蛋白质	乳糖	灰分	能量（MJ/kg）
奶牛	87.8	3.5	3.1	4.9	0.7	2.929
山羊	88.0	3.5	3.1	4.6	0.8	2.887
牦牛		7.0	5.2	4.6	—	
水牛	76.8	12.6	6.0	3.7	0.9	6.945

续表

种类	水分	脂肪	蛋白质	乳糖	灰分	能量（MJ/kg）
绵羊	78.2	10.4	6.8	3.7	0.9	6.276
马	89.4	1.6	2.4	6.1	0.5	2.218
驴	90.3	1.3	1.8	6.2	0.4	1.966
猪	80.4	7.9	5.9	4.9	0.9	5.314
骆驼	86.8	4.2	3.5	4.8	0.7	3.264
兔	73.6	12.2	10.4	1.8	2.0	7.531

16. 母乳喂养对妈妈的好处有哪些?

　　母乳营养丰富，坚持母乳喂养不仅有利于宝宝的生长发育，也对妈妈的身体健康有好处：

　　①母乳喂养有利于妈妈产后形体恢复和减轻体重。孕妈妈经过分娩，身体和精神都发生了变化，产后母乳喂养，能够帮助产妇的子宫恢复，减少阴道流血，预防产妇产后贫血，促进身体康复。母乳喂养不需要大量运动，宝宝吃奶即可消耗 400~600 卡路里；

　　②母乳喂养有利于增进母子情感。宝宝吮吸刺激妈妈乳头，能增进妈妈对宝宝的抚爱、关爱、疼爱之情。如果妈妈产后出现产后抑郁症，突然断奶后抑郁症会更严重，因为断奶会使身体的激素分泌不平衡；坚持母乳喂养，宝宝在吮吸乳汁的时候，会让

妈妈的情绪缓和平静下来；

③母乳喂养经济实惠。母乳不仅对宝宝健康成长和妈妈身体康复有利，而且比其他喂养品成本低廉，经济实惠；

④为了提供优质乳汁，母乳喂养的妈妈更需要注意自己的饮食和生活状态；

⑤母乳喂养可减少女性患卵巢癌、乳腺癌的概率。已有调查研究统计和分析发现，母乳喂养的妈妈患卵巢癌、乳腺癌的概率要远远低于非母乳喂养的妈妈；

⑥母乳喂养的妈妈出门不用大包小包，可减少妈妈的压力，更不用担心饮水、卫生及消毒问题。

17. 母乳喂养对婴儿的好处有哪些?

母乳喂养对婴儿的好处非常多，主要有以下几个方面：

①母乳喂养有利于婴儿健康成长。母乳，特别是初乳中含有婴儿所需要的免疫物质，是任何乳制品不可替代的优质乳，对婴儿的健康成长十分有益；

②母乳喂养可减少婴儿过敏现象。由于母乳干净、安全、无毒，无任何副作用，且拥有天然的抗生素等，可大大降低和减少婴儿各种过敏现象的发生；

③母乳干净、安全，是无可非议的喂养婴儿的最佳食品，是其他任何食品都无可比拟的，是所有妈妈与生俱来为婴儿提供的

"安全粮仓";

④母乳喂养有利于增强婴儿抵抗力、免疫力,有利于婴儿消化和健康发育;

⑤母乳喂养给予婴儿早期口腔经验,满足口欲期需求,可促进婴儿语言和人格的发育,满足婴儿的安全感;

⑥长期母乳喂养可以让婴儿的心理需求得到满足。科学研究证明,母乳喂养的婴儿智商(IQ)较高;

⑦长期母乳喂养对儿童健康方面有积极影响,特别是儿童患癌症、糖尿病、心脏病等各类疾病的概率会大大降低;

⑧吃母乳的婴儿可以自我控制食量,减少肥胖的发生。

18. 产后最初几天随意添加配方奶有哪些风险?

如果产后在无医学指征的情况下随意添加配方奶,可能有以下风险:

①添加配方奶,会影响宝宝的食欲,从而减少宝宝在妈妈乳房上的吸吮刺激,会影响妈妈泌乳;

②用奶瓶喂养,会增加宝宝乳头混淆 / 流量偏好的风险,影响后续亲喂的顺利实施;

③配方奶喂养干扰宝宝肠道屏障功能的形成,会增加感染风险,也会增加过敏类疾病的感染风险。

19. 哺乳会使乳房下垂吗？

母乳喂养本身与乳房下垂并无直接关系。孕期乳房的增大是激素的水平变化，会导致乳房组织的拉伸和松弛。不论是否哺乳，受孕本身才是造成乳房下垂的危险因素，其他会增加乳房下垂的因素包括年龄、体重指数、怀孕次数、受孕前文胸罩杯、有无吸烟史等。

20. 怎样做才能提高母乳喂养成功率？

促进母乳喂养成功，可以采取以下几点措施：

①建立自信心，取得家人的支持和理解；

②充分认识自己的乳房和乳头；

③通过正确的途径，学习哺乳的技巧；

④了解并选择大力支持母乳喂养的产科机构。

21. 妈妈想要成功母乳喂养，爸爸可以做些什么？

在妈妈哺乳时，爸爸可以提供一些力所能及的帮助：

①共同学习：跟着妈妈一起学习母乳喂养相关知识；

②帮助妈妈：让妈妈可以舒服、安静平和、不受干扰地母乳喂养；

③理解妈妈：当妈妈乳房堵塞、感到焦虑时，爸爸可以给妈妈按摩肩颈、脊背；

④保护妈妈：抵挡母乳不足、宝宝哭闹没有吃饱时的负面影响。

第 3 讲　母乳喂养支持系统

22. 孕妇学校怎样进行母乳喂养指导?

　　随着医学模式和健康观念的改变,产科工作既要重视孕产妇生理变化,更要重视孕产妇心理变化。为了提高人口素质及实现优生优育,孕产妇参加孕期知识学习尤为重要。孕妇学校通过"线上 + 线下"双模式、"理论 + 实操"双结合让孕产妇及家属掌握母乳喂养的优点、母乳喂养的技巧、按需哺乳的重要性,建立纯母乳喂养的信心,从而提高母乳喂养成功率。

23. 国际认证泌乳顾问(IBCLC)是什么?

　　国际认证泌乳顾问又称为国际泌乳顾问,是专门从事提供母乳哺育、健康照护的专业人员。此证照是唯一被国际泌乳顾问组织(ILCA)所承认的母乳咨询专业能力认证。IBCLC旨在通过教育、咨询及处理临床母乳哺育问题,及与医疗团队共同合作,以保护、促进及支持母乳哺育的实践。

24. 有必要看母乳喂养门诊吗?

　　网络时代,准妈妈获取知识的渠道变得多样化,我们倡导把知识储备放在分娩前,母乳喂养门诊的开设向准妈妈和有需要的妈妈提供帮助,面对面传授母乳喂养相关知识和技能,个性化的评估与专业的指导帮助准妈妈掌握母乳喂养知识,解决母乳喂养过程中可能遇到的各类问题,避免错误信息的诱导。

第4讲 乳汁的产生和分泌

25.女性乳房是如何发育的?

乳房类似汗腺,来源于外胚层。乳房在胚胎早期就开始发育,在胚胎期可以有6~8对乳腺始基,而在发育过程中只有在锁骨中线第5肋间的一对乳腺始基能保持并得到发展,其余的乳腺始基从3个月时随时间的推移而退化。婴幼儿时期,乳腺基本处于"静止"状态,大多数女性是在9~14岁开始乳房的发育,有的女性8岁时乳房就开始发育了,但也有女性过了16岁甚至更晚乳房才开始发育。

乳房的发育过程分5期,需要3~5年的时间才能发育成熟:

Ⅰ期:也就是发育前期,乳房尚未开始发育,仅有一个小乳头微微突起。

Ⅱ期:又叫蓓蕾期或乳腺萌出期,乳房和乳头隆起似小山丘状,乳晕(乳头周围皮肤颜色深的部位)开始增大。

Ⅲ期:乳房和乳晕进一步增大,乳晕颜色逐渐变深,乳房和乳晕处于同一个增高的丘状面上。

Ⅳ期:乳房、乳头和乳晕更加增大,乳头和乳晕在乳房上隆起。

Ⅴ期:又叫发育成熟期,乳房更大,外形呈平滑圆丘状,乳晕与乳房又恢复到同一个丘面上。

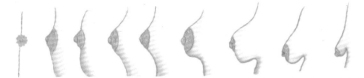

A. 乳头期　　B. 乳晕期　　C. 乳房期　　D. 成熟期　　E. 哺乳期　F. 断乳期　G. 老年期

乳房的发育及变化

26. 乳腺的解剖位置在哪里？

正常乳房的解剖位置在第 2 肋骨与第 6 肋骨之间。乳房的上界在第 2 肋骨的位置，下界大概在第 6 肋骨的位置，内侧界限在胸骨旁线，外侧界限在腋前线。

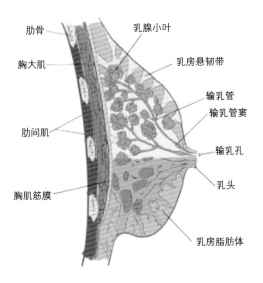

肋骨

胸大肌

乳腺小叶

乳房悬韧带

输乳管

输乳管窦

肋间肌

输乳孔

乳头

胸肌筋膜

乳房脂肪体

27. 乳汁的生产"车间"在哪里？

乳房主要是由皮肤、乳腺腺体、支持腺体稳定的结缔组织和起保护作用的脂肪构成。体表乳房中央偏下的位置分布有乳头，乳头周围一个环形色素沉着区域为乳晕。在乳晕的表面有许多散在的小圆形突起，是乳晕腺的开口，亦称为蒙哥马利腺。乳房内的间质主要由纤维结缔组织和大量脂肪组织构成，乳房间质内脂肪组织的多少，是决定乳房大小的主要因素之一。乳腺体是乳房最重要的结构之一，主要由导管、腺小叶、腺泡组成。腺组织被分成15~20个腺叶，各腺叶由致密的结缔组织分隔，并由脂肪组织包裹。每个小叶都是一个独立的腺体，有一条主输乳管，开口在乳头的顶端。

28. 乳房有多少个腺叶？

成年女性乳腺有15~20个腺叶，每个腺叶分为许多腺小叶，具有乳小管和腺泡组织，是乳腺最基本的结构单元。每个腺叶都有独立的乳管，腺叶与乳管都以乳头为中心，并呈放射状排列。小乳管汇聚成乳管，乳管开口于乳头，乳管近开口处约有1/3略微膨胀，称为输乳管窦。在腺叶、腺小叶和腺泡之间有结缔组织间隙，在腺叶之间有与皮肤垂直的纤维束，上连浅筋膜浅层，下连浅筋膜深层，固定乳腺。

29. 乳房如何分区？

乳房可划分为 4 个区间，划分方法是：把乳头作为中心画一条水平线和一条垂直线，这样就将乳房分为内下、内上、外下、外上四个象限，即 4 个区间。

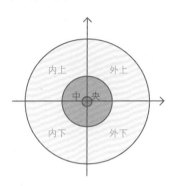

30. 与乳汁分泌相关的激素有哪些？

与乳汁分泌相关的激素有很多，怀孕之后胎盘会分泌大量的雌激素，雌激素能够促进乳腺腺管的发育，还可以分泌孕激素，孕激素对腺泡的发育有促进作用。垂体分泌的泌乳素，以及胎盘、生乳素、皮质醇等等，对乳腺的发育、乳汁的分泌都有重要作用。在分娩之后催乳素的分泌会增加，通过宝宝的吸吮，可以反射性地告诉垂体需要分泌更多的乳汁，吸吮也是促进乳汁分泌的最好办法。

31. 乳汁是如何产生的?

　　女性的乳房分泌乳汁，是在多种因素综合作用下产生的一种现象。怀孕以后体内的孕激素和雌激素水平发生变化，促进乳房的乳腺组织进一步发育，是产后乳汁分泌的基础。随着胎儿娩出，产妇体内的泌乳素水平迅速升高，在泌乳素的作用下，乳腺组织开始分泌乳汁。在母乳喂养的过程中，宝宝吸吮母亲乳头，乳头部位的神经组织受到刺激，会反射性地刺激大脑的垂体，增加泌乳素的分泌，再反过来刺激乳房分泌乳汁，如此周而复始。

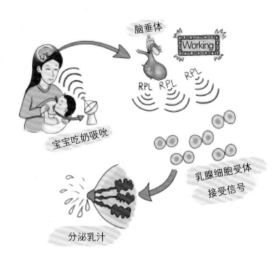

32. 怎样自我检查乳房?

绝经前,乳房的自我检查可以选择在月经后 7~11 天,此时乳房较松弛,容易检查。绝经后,选择容易记住的日子,如每月的第一天或者最后一天。

乳房检查的步骤及方法:

①对镜自检法:面对镜子,双手叉腰观察双乳外形,轮廓有无异常;举起双臂,观察双乳外形、皮肤、乳头、轮廓有无异常;右手触摸左乳房外下有无肿块;右手触摸左乳房内下有无肿块;右手触摸左乳房内上有无肿块;右手触摸左乳房外上有无肿块(同法检查对侧乳房)。

②平卧触摸法:仰卧平躺,肩部稍垫高,举起一侧手臂,手指触摸对侧腋下、乳房尾叶、锁骨上有无肿块;触摸乳晕周围是否有肿块,最后挤压乳头看是否有液体溢出(同法检查对侧乳房)。

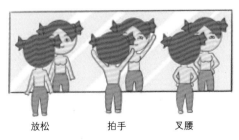

放松　　　　拍手　　　　叉腰

看大小、形状、皮肤颜色、乳头

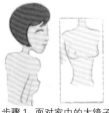

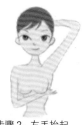

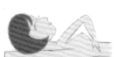

步骤1：面对家中的大镜子，两手下垂，仔细看看两边乳房是否对称；有没有不正常凸起的地方；皮肤与乳头部分是否凹陷及湿疹现象

步骤2：左手抬起，伸到头的后方，右手检查左边的乳房，用手指的指腹轻轻按压乳房，由乳头开始，以环状顺时针方向做检查，逐渐向外（约3～4圈），整个乳房都要检查到位，再以同样的方法检查右边的乳房

步骤3：平躺在床上，放一个枕头在右肩膀下方，将右手放在头下方，重复用手指做环状顺时针按压，左右两区都要确实的按压

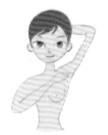

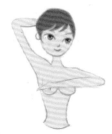

步骤4：除了乳房之外，腋下的部分也可以做按压检查，是主要检查有没有腋下淋巴腺肿大

步骤5：用大拇指和食指指腹部分，按压乳头的每一部分，注意是否有异常分泌物出现

33. 什么情况下更有利于泌乳素的释放？

泌乳素是由垂体前叶的催乳素细胞合成和分泌的，受下丘脑多巴胺途径调节。泌乳素是人体乳腺所分泌出来的一种激素，可以有效地促进女性乳腺的生长和发育，并且在女性分娩后可以促进乳汁的产出，还可以维持女性体内的激素平衡。平时妈妈可以多进食含优质蛋白质的食物，保证充足的睡眠时间，这有利于激素分泌平衡。

第 2 篇

孕 期

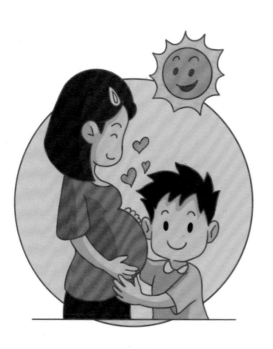

生命之源 ------------------------------------

★ 避免接触有害物质及环境

★ 合理膳食、规律作息

★ 按时、规范产检

★ 学习母乳喂养知识，迎接新生命到来

第 5 讲 孕期对乳房的关爱

34. 什么是蒙哥马利腺？它有什么作用？

蒙哥马利腺是乳晕上的白色小肿块，如小疙瘩一般，它能产生一种润滑液，从而使乳头保持柔软，让妈妈哺育宝宝感觉更加舒适，它不是孕妇专有的，在少数成年女性以及少女身上也会发生。刚结束分娩的女性蒙哥马利腺分泌的液体会散发出一定的气味，这能引导宝宝找到乳头，更有效刺激乳头，刺激泌乳。

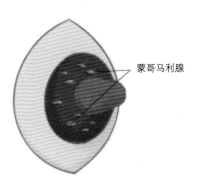

蒙哥马利腺

35. 怀孕后乳房有哪些变化？

从受精卵着床的那一刻起，乳房便会感知到女性体内激素的变化，出现敏感、胀痛的现象。乳房的胀痛感和女性经期的乳房胀痛感觉十分相似，但是程度会更加强烈，通常在怀孕3个月之后，才会渐渐地减弱并消失。孕期女性的雌激素和孕激素分泌量大大增加，刺激乳腺管、腺泡增生而使乳房变大，在乳房变大的过程中会引起乳房皮肤瘙痒等问题。女性在孕期还会发生乳房下垂的情况，因为乳房在变大的同时会伸展支撑胸部的乳房韧带，韧带的拉长会导致乳房下垂，如反复怀孕则乳房下垂的情况将会更为明显。孕期乳房还会发生乳晕变黑的现象，这是受到雌激素水平升高的影响，孕妇身体的某些部位发生色素过度沉着。此类皮肤颜色在产后会随着激素水平的回落逐渐恢复到原来的样子。女性身体在孕期会为哺乳做好准备，乳头也会渐渐增大，此时乳头上面有可能会生长出一些小的结节，担负着分泌油脂、滋润乳头的重任，避免发生皲裂问题。滴奶也是孕期乳房常见的变化之一，可能会出现在预产期的前几天、几周甚至几个月，这说明孕期女性的乳房已完成了哺乳的准备。滴奶现象是很正常的，无须特殊处理。值得孕妈妈们注意的是，在孕晚期阶段对乳房进行按压可能会对身体形成刺激，增加宫缩、引发早产的情况，因此孕妈妈应注意不要随便按压和按摩乳房。

36. 孕期从何时开始需要更换胸罩？

目前没有明确规定怀孕几个月开始更换胸罩，主要根据怀孕早、中、晚期乳房发生的不同变化，以及自身情况来决定更换胸罩的时间。

①孕早期：此阶段乳房在慢慢增大，会有胀痛发紧的感觉，此时穿着略微宽松的孕妇内衣即可，一般比平时大一码；

②孕中期：此阶段乳房明显增大，需要更换一次及以上的孕妇内衣，选择能够完全包住乳房，可支撑乳房底部、侧边并能减少重力对乳房韧带牵拉的孕妇内衣；

③孕晚期：此阶段乳房肿胀，并有少量乳汁分泌，选择舒适透气，带有侧提和软托效果的内衣；

④哺乳期：穿着专用的哺乳内衣，既方便哺乳，也可防止乳房下垂，对乳房有托起作用。

37. 母乳喂养的三个关键期是什么时候？

母乳喂养有三个关键时期：

①出生后 60 分钟内开始母乳喂养。新生儿出生后（60 分钟内）应尽早吸吮母亲乳房。频繁的吸吮可以促进乳汁分泌，使新生儿尽早吃到初乳，同时吸吮的过程可以帮助新生儿胃肠道正常菌群的建立，保证宝宝健康成长；

②出生至 6 个月纯母乳喂养。母乳是 0~6 个月婴儿的最佳食品，在此期间婴儿可以从母乳中获取所需的全部水分，因此，在 6 个月前即使天气炎热也不需要额外补充水分；

③婴儿 6 个月后，应及时添加泥糊状食品，首先是强化铁的谷类食物，由一种到多种，由细到粗，少糖无盐，同时继续母乳喂养至 24 个月及以上。

38. 孕期合理膳食应注意什么？

妊娠期间孕妇应注意均衡饮食，清淡饮食，注意合理摄入多种营养成分，并且少食多餐，勿过饥过饱，尽量不食用辛辣刺激、生冷、油腻及不易消化的食物。此外，还需注意以下几点：

①补充叶酸，常吃含铁丰富的食物，选用碘盐。富含叶酸的食物有动物肝脏、蛋类、豆类、酵母、绿叶蔬菜、水果及坚果类。孕期应常吃含铁丰富的食物如红肉、动物血及肝脏，铁缺乏严重者可在医师指导下适量补铁。选用碘盐，每天 6 g。每周摄入 1~2 次含碘丰富的海产品，如海带、紫菜、海鱼等；

②孕吐严重者，可少量多餐，保证摄入含必要碳水化合物的食物。孕期每天必须摄取至少 130 g 碳水化合物，首选易消化的粮谷类食物，如米、面、烤面包、烤馒头片、饼干等。进食少或孕吐严重者建议尽早寻求医师帮助；

③孕中晚期适量增加奶、鱼、禽、蛋、瘦肉的摄入。孕中期开始，奶的总摄入量 300~500 g/ 天。鱼、禽、蛋、瘦肉在孕前期基础上，孕中期每天增加 70 g，孕晚期再增加 75~100 g/ 天。每周最好食用 2~3 次深海鱼类。深海鱼含较多 n-3 多不饱和脂

肪酸，其中的 DHA 有益于胎儿大脑和视网膜功能发育。膳食钙摄入 1000 mg/ 天；

④适当身体活动，维持孕期合理体重。若无医学禁忌，孕中晚期每天进行 30 分钟中等强度的身体活动。常见的中等强度活动包括快走、游泳、孕妇瑜伽等；

⑤禁烟酒，愉快孕育新生命，孕中期以后积极准备母乳喂养。

39. 孕期出现纤维腺瘤该怎么办？

孕期出现纤维腺瘤一般不需要处理。如果患者确实有手术的需要，原则上建议根据乳房包块的大小、位置、怀孕的周期以及孕妇有无基础疾病来进行综合考虑，可以在孕中期 3~6 个月时进行包块切除术，纤维腺瘤只要不是在乳晕周围，不会影响产妇哺乳。

40. "小白泡"堵奶怎么办？

"小白泡"是覆盖在乳头上的一层皮，有黄色也有白色，是乳头表皮受伤长出的一层新皮，用手挤压能明显地看到白泡鼓起来，近乎透明，里面是乳汁。

引起小白泡的原因：喂奶时姿势不对或与宝宝的衔乳姿势不良有关；宝宝吃奶时间过长，反复拉扯乳头、啃咬乳头等导致乳头损伤，恢复后就形成了"小白泡"；吸奶器喇叭罩尺寸不合适，与乳头反复摩擦造成。

处理：哺乳期妈妈乳头出现"小白泡"需及时处理（24~48小时内），排空乳房，同时调整哺乳姿势（妈妈喂奶姿势和宝宝含乳姿势）。用手挤奶可以帮助乳房内乳汁排空，避免淤积，减少白泡的产生。挤奶时，妈妈应注意观察出乳孔是否被堵塞。让宝宝多吸吮，不过要保证宝宝的含乳姿势是正确的。在保证正确哺乳的前提下，妈妈可以尝试不同角度的姿势，让乳头的白点或白泡更快地被冲破。还可以尝试用软化的方法，比如用温热水、醋浸泡或外敷，然后用湿毛巾擦拭乳头，软化后的那层膜就会被搓掉，软化法需要重复进行。当妈妈的乳头上有白泡时，上面的方法可以叠加使用。如果还不能解决问题，建议及时去医院乳腺专科就诊，或寻找专业的母乳喂养顾问咨询。不建议自行用针挑破或让大人吸白点或白泡，容易引起乳头皮肤破损或感染，导致更严重的问题，如乳腺炎。

41. 孕期有必要使用乳头养护霜吗？

不建议孕期使用乳头养护霜。孕期如果乳头有积垢、痂皮，千万不要撕下痂皮或用力擦洗。避免乳头损伤，洗澡后可以局部涂橄榄油，使痂皮软化后再洗掉。

42. 产前需准备哪些哺乳物品?

衣物、哺乳内衣、防溢乳垫、乳头皲裂霜、吸奶器、脚凳、哺乳枕、婴儿背巾等。

第 6 讲　我的乳房能哺乳吗？

43. 乳房太小怎么办，会不会没有奶？

乳房大小和泌乳量无关，乳房大小与乳腺组织没有关系，只与乳房中含有脂肪的多少有关。乳汁产生是泌乳素和催产素共同作用的结果，其量取决于宝宝的需求，即乳汁的溢出量。宝宝吮吸乳房，刺激母亲乳头的神经末梢，并将激素信息传递到垂体后叶，就能促使泌乳素分泌排出更多乳汁。所以，乳房小的妈妈有可能乳腺组织多，反而会产生更多的乳汁。

44. 乳房曾经做过手术，能不能母乳喂养？

较常见的乳房手术包括乳腺纤维腺瘤、隆胸、缩乳术等，是否影响哺乳要视手术的具体情况而定，在多大程度上影响哺乳主要看手术损伤的乳腺腺体量，以及手术切口是否损伤到对哺乳有重要影响的神经。纤维腺瘤如果靠近胸壁或乳头，术后对泌乳的影响相对较大，但未受损部位腺体代偿加上健侧哺乳，仍可成功母乳喂养。目前隆胸术多为假体植入与自体脂肪注射。假体植入一般并不影响腺体，入口常在腋下、乳晕边缘或乳房下皱襞，其中环乳晕切口相对更易损伤第 4 肋间神经，影响吸吮 - 喷乳反射的形成，进而对母乳喂养造成影响。自体脂肪注射可能会损伤乳腺组织，形成局部硬结，造成乳汁溢出不畅。但术后如无异常，一般不影响哺乳。有手术史又期待母乳喂养的妈妈，建议提前储备相关知识和预约母乳喂养咨询师，绝大多数乳房做过手术的妈妈在专业人士的指导下，仍然可以成功母乳喂养。

45. 怎样实现不同形态的乳头亲喂？

在哺喂母乳的过程中，乳头的形状远比乳房的形状要重要，而且无论是多么难吸吮的乳头都一定可以哺喂母乳，只是妈妈和宝宝都需要花费一些力气跟功夫才能让哺乳变得更为顺利。

①扁平乳头。自测：扁平乳头是指直径虽然在标准范围内，但是不够突出，也就是乳头长度较短，约在 0.5 cm 以下。技巧：多吸吮。对宝宝而言，扁平乳头比较不容易吸到口腔深处，不过只要多让宝宝吸吮，转变成正常乳头的概率很高，宝宝也就能吸得轻松又顺利。

②小乳头。自测：乳头直径与长度都在 0.5 cm 以下。技巧：含住乳晕多吸吮。和扁平乳头一样，宝宝比较不容易含住吸吮，只要让宝宝连乳晕一起含住，还是可以吸吮到乳汁，而且只要持续喂哺母乳，乳头形状将会变得更加容易吸吮。

③巨大乳头。自测：乳头直径在 2.5 cm 以上。技巧：多吸吮。

宝宝刚开始吸奶时会感到困惑，不知道该如何吸吮，但是经过一番努力之后，宝宝就会习惯妈妈的巨大乳头。

④凹陷乳头。自测：乳头凹陷在乳晕中无法突出于外部。技巧：及早护理。这种类型乳头要及早做好护理工作，以手指头刺激或乳头吸引器等方式都可以使乳头突出。针对凹陷乳头，可以利用霍夫曼运动来改善凹陷情况，让哺乳变得更为顺利，一旦哺乳进入正轨，乳头只要接收到宝宝的吸吮和刺激，就会自动突出，不再需要刻意牵拉。此外，根据分度，凹陷乳头严重者需要给予乳头保护罩。

46. 宝宝吃了母乳还要吃奶瓶是没有吃饱吗？需要添加奶粉吗？

不需要额外添加奶粉，原因有很多。首先，这不是宝宝没有吃饱，而是一种常见的现象，宝宝只是对容易吸吮的奶瓶感兴趣而已。判断有无吃饱，妈妈可以感受到乳房较哺乳前松软。其次，可以先看宝宝的小便及体重情况。因为妈妈也不知道要加多少奶粉，容易造成过度喂养。再次，吃乳比较累，但是吃奶瓶很轻松，长期使用奶瓶的宝宝就不会用力吃母乳了。最后，妈妈们要明白，乳房这个"产奶工厂"，乳汁产量取决于乳汁的移除，人为早期添加奶粉会造成乳汁量减少。

第7讲　特殊情况下的母乳喂养

47. 肝炎可以母乳喂养吗?

肝炎是由细菌、病毒、寄生虫、酒精、药物、化学物质、自身免疫等多种致病因素引起的肝脏炎症的统称。我们生活中所说的肝炎，通常指的是由甲型、乙型、丙型等肝炎病毒引起的病毒性肝炎。

①甲型肝炎：可以母乳喂养，而且母乳中的抗体可以保护宝宝。急性期因为生病及症状无法喂食，可以挤出奶水喂养婴儿，待症状缓解后亲喂；

②乙型肝炎：母亲乙肝表面抗原阳性，即可诊断乙型肝炎病毒（HBV）感染。HBV 母婴传播几乎均发生于分娩过程中，而与母乳喂养无关，即病毒不是通过母乳喂养进入婴儿体内而引起的母婴传播。无论母亲是乙肝"小三阳"还是"大三阳"，都可以给婴儿进行母乳喂养，但需注意，母亲为乙型肝炎感染者的新生儿需进行联合免疫预防，应在出生后 12 小时内注射乙型肝炎免疫球蛋白（HBIG）和乙肝疫苗，使新生儿具有免疫力，乳头皲裂或损伤，婴儿口腔溃疡或舌系带剪开造成的明显损伤等，均可母乳喂养。

③丙型肝炎：可由针头、血液和性传播，少数由乳汁传染，建议活动期暂停哺乳（但仍要将乳汁挤出）。

48. 感染人类免疫缺陷病毒可以母乳喂养吗？

为预防人类免疫缺陷病毒（HIV）母婴传播，HIV 感染的母亲在孕期需要接受抗病毒治疗，子代出生后也需进行抗病毒治疗。有条件者均提倡人工喂养，避免母乳喂养，杜绝混合喂养。如果无任何干预措施，HIV 母婴传播率高达 30%~50%。母乳喂养能引起 HIV 母婴传播，因此，建议完全人工喂养。

49. 感染结核杆菌可以母乳喂养吗？

结核可发生在任何脏器，以肺部为主。除乳腺结核和急性粟粒性结核（也称"血行播散性结核"）外，其他结核产妇的乳汁中通常无结核杆菌。未经正规治疗的活动性肺结核母亲必须与婴儿隔离，避免直接哺乳。活动性结核经正规治疗 ≥ 2 周且痰结核菌阴性者，可解除隔离，也可直接哺乳。以下情况不能直接哺乳：未经正规治疗、痰结核菌阳性、乳腺结核、乳头或乳房损害、合并 HIV 感染；但乳汁消毒后可由他人喂养。母亲服用抗结核药物时，仍可以哺乳；乳汁中药物浓度很低，不必担心对婴儿有不良影响。如果新生儿 / 婴儿也需要服用抗结核药物，则需考虑乳汁中药物的影响。

50. 感染人乳头瘤病毒可以母乳喂养吗?

　　母乳是宝宝的重要营养来源,尤其 1 岁以内,母乳含有丰富的营养物质,是宝宝健康成长的重要保障,目前没有研究显示人乳头瘤病毒可以通过乳汁分泌,因此感染人乳头瘤病毒不影响母乳喂养。

51. 感染单纯疱疹病毒可以母乳喂养吗?

　　单纯疱疹病毒经皮肤或黏膜直接接触传播,除罕见的全身播散性单纯疱疹病毒感染,如果乳房无疱疹,可直接哺乳,但应避免婴儿与疱疹处接触。如果乳房出现疱疹,母乳喂养可引起接触传播,需避免直接哺乳,可挤出乳汁,经消毒(巴氏消毒法)后间接哺乳。

52. 感染巨细胞病毒可以母乳喂养吗?

　　巨细胞病毒(CMV)属于疱疹病毒属,乳汁冷冻处理可使其中大部分 CMV 灭活,但研究显示,乳汁 –20℃冷冻 18 小时至 3 天不足以彻底清除病毒,–20℃冻存 24 小时仍有 13% 的母乳检出 CMV，持续冻存 3 天仍有 7% 的母乳检出 CMV。母乳经低温巴氏杀菌（63.5℃持续 30 分钟）和高温短时巴氏杀菌（72℃持续 5 分钟）后可灭活 CMV。功率大于 750 瓦微波 30 秒也可清除病毒。

如果宝宝是足月儿，无论妈妈的母乳是否含巨细胞病毒、宝宝是否已经感染巨细胞病毒，都提倡母乳喂养。已经感染巨细胞病毒的足月宝宝可继续母乳喂养，没有必要采取什么处理措施。因为在妊娠后期，人巨细胞病毒（HCMV）的特异性抗体可经胎盘输送给胎儿，足月的宝宝可以获得相应的保护性抗体，发生获得性 HCMV 感染的可能性很小，即使感染了，也极少引起脏器损伤。

早产儿经母乳感染巨细胞病毒的风险最高，与摄入经处理过的母乳相比，摄入未经处理的母乳感染率更高。早产儿和低出生体重儿需摄入经过处理消毒的母乳，这是因为早产儿尤其是极低、超低出生体重儿缺乏通过胎盘获得的母体抗体，且免疫功能发育不成熟，会经乳汁传播而发生获得性 CMV 感染。

53. 妊娠期糖尿病会影响母乳喂养吗？

糖尿病不影响妈妈哺乳，目前越来越多的研究表明，母乳喂养可以降低妊娠期糖尿病的妈妈产后发展为 2 型糖尿病的风险，母乳喂养每天消耗妈妈的能量更多，也有助于降低宝宝以后患糖尿病的风险。妊娠期糖尿病可能会让泌乳 Ⅱ 期启动延迟，此时妈妈的信心建立与专业泌乳支持就非常重要。在宝宝出生后多做肌肤接触，尽早开始第一次哺乳，频繁地哺乳，尽可能做到母婴同室、母婴同床、同步睡眠。及早的肌肤接触可以稳定宝宝的体温与血糖，更容易产生足量的乳汁成功地进行母乳喂养。

54. 产后抑郁会影响母乳喂养吗？

产后抑郁对母乳喂养一般没有影响，但是很多时候情绪低落或者兴趣下降会导致产妇无心喂哺。合理饮食、适当运动（量力而行），适当的心理干预能够有效改善不严重的产后抑郁症状，从而促使其获得更好的功能恢复效果，提高产后乳汁分泌率和母乳喂养率。但是如果产后抑郁症状较重，请及时就诊，进行专业治疗。

55. 高血压妈妈如何保证休息的同时实现母乳喂养？

妊娠期高血压的妈妈要注意低盐饮食、适当运动，保证休息与睡眠，避免疲劳加重高血压的症状。研究显示，产妇口服常规剂量美托洛尔、拉贝洛尔期间，乳汁中的药物浓度 <2%，未发现与婴儿有关的不良事件，不必暂停哺乳。

56. 剖宫产手术会影响母乳喂养吗?

术前的禁食和术后的疼痛可能会让妈妈无心关注宝宝喂养,同时很多家属担心手术使用麻醉药物会对哺乳产生影响,因此无指征地给宝宝添加奶粉,其实这种做法是错误的。当剖宫产妈妈清醒和肢体能够活动时,大部分麻醉药物已经代谢。此外,现在的剖宫产通常采用硬膜外麻醉,都是局部麻醉和强化的联合麻醉,且麻醉药的剂量也没有达到会对乳汁造成影响的程度。因此,剖宫产的妈妈可以放心哺乳。

57. 产妇住院或手术期间如何实现母乳喂养?

产妇住院或手术期间,护理人员会帮助宝宝及时做到三早(早接触、早吸吮、早开奶),避免产妇乳房肿胀,指导产妇合理饮食、避免便秘,依照产妇的需求及时给予帮助。情绪是影响产妇泌乳的重要因素之一,只有保证良好的心情才能促进乳汁顺利排出。护理人员需敏锐地观察产妇的情绪变化,进行有效的疏导,指导妈妈们按需喂养,进而保证母乳的正常分泌。

58. 感染新型冠状病毒可以母乳喂养吗?

新型冠状病毒主要经呼吸道传播,妊娠早期或中期发生感染且分娩时已经恢复者,无须检测咽拭子病毒核酸,可以直接哺乳。

没有证据表明，新型冠状病毒可以通过母乳传播。喂养过程母亲需佩戴 N95 口罩，做好手卫生。母亲经核酸检测两次阴性（间隔 24 小时），或无发热超过 3 天，且无临床症状，可直接母乳喂养，新生儿感染风险较低。应避免经奶瓶传播病毒，泵奶后奶瓶喂养时，在泵奶过程中妈妈应注意手卫生，佩戴 N95 口罩。如担忧母乳中含有病毒（来自环境污染），可考虑巴氏消毒。

59. 产后出血会影响母乳喂养吗？

婴儿吸吮时对乳头的刺激可传到下丘脑的室旁核，反射性地引起垂体后叶分泌催产素。催产素能引起子宫平滑肌的收缩，排出恶露，促进子宫复原。早接触、早吸吮、按需哺乳能促进子宫复位、降低产后出血及新生儿感染性疾病的发生率。但严重产后出血引起席汉氏综合征对母乳喂养会有影响。

第 8 讲　常见母乳喂养问题

60. 早产儿如何母乳喂养?

胎龄在 37 足周以前出生的活产婴儿称为早产儿, 早产儿应该首先选择母乳喂养。对早产儿而言, 母乳含有超过 13 种生长因子、68 种细胞因子、415 种蛋白质、200 多种寡糖, 早产儿母亲的乳汁如同宫内胎盘作用的延续, 营养价值和生物学功能更适于早产儿的需求。大量研究显示, 袋鼠式护理、持续性的肌肤接触、母乳喂养对早产儿非常重要。母乳中的活性酶能有效改善早产儿的胃肠道功能, 增加肠道对营养素的消化和吸收, 改善认知和视觉发育水平, 增加抗感染能力, 并且母乳喂养的早产儿发生脓毒血症、坏死性小肠炎和泌尿道感染的风险明显降低。需注意的是, 早产儿尤其是低体重儿的呼吸、吸吮、吞咽还不是特别协调时, 应避免乳汁流速过快发生呛奶。

61. 巨大儿如何母乳喂养?

出生时体重大于 4000 g 的婴儿称为巨大儿, 用母乳喂养宝宝, 发生肥胖的概率要小于人工喂养的宝宝。这是因为母乳里含有一些可调节生理代谢的激素，能够帮助孩子控制体重，避免肥胖。母乳里的多不饱和脂肪酸比较丰富，容易让宝宝产生饱腹感，避免多吃。但如果母乳妈妈饮食结构不合理，也可能导致宝宝肥胖。因此，新妈妈需要特别注意自己的饮食，避免烹调时用油过多，少吃脂肪含量高的食物，如猪蹄、排骨、香肠、煎炸食物、奶油、酥皮点心等，否则会使乳汁中脂肪的比例明显增加。不要为了让乳汁更有营养而进食大量油乎乎的"滋补高汤"，减少主食及肉、蛋、菜、奶的摄入，这样会使乳汁营养不均衡，使宝贝在"虚胖"的同时，存在某些营养素缺乏的健康隐患。

62. 新生儿低血糖怎么办？

来自美国儿科学会 2011 年关于新生儿低血糖的临床指导意见：

①了解哪些人群比较容易得新生儿低血糖（这些人概率较高，但不是必然）：高血糖、糖尿病妈妈产的婴儿；小于胎龄儿或体重低于 2500 g 的新生儿；大于胎龄儿或巨大儿；晚期早产儿（34~36 周产的新生儿）；

②症状：激怒、震颤、颤动、尖叫、抽搐、嗜睡、松软无力、发绀、呼吸暂停、喂养困难；

③新生儿低血糖时的预防和监测：早期纯母乳喂养可满足正常足月儿的营养和代谢所需，产后 30~60 分钟内早吸吮、早开奶；

产后初期建议按需喂养，每天喂 8~12 次，甚至更多；多做肌肤接触有助于婴儿的情绪、体温和血糖处于稳定水平。对于有低血糖风险的新生儿，应密切监测血糖浓度。只要婴儿有与低血糖症状相符的表现，就应立即监测血糖，并根据实际的血糖浓度进行针对处理。新生儿产后第一时间母乳喂养，首次喂奶后 30 分钟左右，进行血糖监测。根据血糖水平、有无低血糖症状以及新生儿的喂养等情况综合进行血糖监测和干预。

63. 舌系带过紧对母乳喂养有影响吗？

舌系带过紧是指婴儿出生时，舌下部和下颚之间的黏膜连接，连接部厚并紧张，舌系带过紧会限制舌头的移动，导致宝宝在吃奶过程中无法良好衔接，这时妈妈可以用手托起乳房并塑造出适合宝宝的口腔形状来帮助宝宝含乳，大部分宝宝随着不断的练习和成长，哺乳情况会得到改善。必要时可通过系带切开术进行矫正。

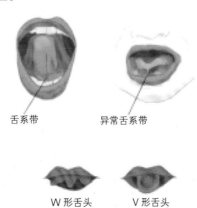

舌系带　　　　异常舌系带

W 形舌头　　　V 形舌头

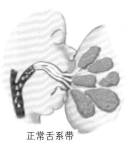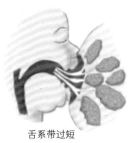

正常舌系带　　　　　　　　舌系带过短

64. 母乳性黄疸怎么办?

母乳性黄疸分两种, 母乳喂养型黄疸 (早发性) 和母乳性黄疸 (迟发性) 。

①早发性黄疸: 多由分娩后缺乏喂养知识、乳房问题、新生儿无效吸吮等导致新生儿处于饥饿、脱水、营养不足的状态, 肠蠕动弱, 胎粪不能及时排出, 从而造成胆红素排出延迟和重吸收增加, 引起新生儿高胆红素血症。处理办法: 尽量让宝宝多吸吮增加泌乳量; 孕期提前学习正确的喂养知识, 提高母乳喂养效率; 如果母乳分泌量不足或妈妈因为某种疾病不能喂养, 应有指征地添加配方奶。

②迟发性黄疸: 多以轻、中度常见, 重度并不多见。几乎2/3 母乳喂养的宝宝都会出现这种黄疸。目前有观点认为由于母乳中含有孕二醇激素, 可以抑制新生儿肝脏中葡萄糖醛酸转移酶的活力, 使血液中的胆红素不能及时进行代谢和排泄, 浓度增加, 出现新生儿皮肤和巩膜的黄染。这是真正意义上的母乳性黄疸,

持续时间比较长，甚至可持续至宝宝 2~3 月龄。处理办法：出现这种类型的黄疸时，当新生儿生长发育良好，并排除其他非生理性黄疸的原因（缺氧、感染、药物、先天性甲状腺功能低下、新生儿肝炎、胆道闭锁），血清胆红素 <15 mg/dL 时无须暂停母乳，超过 15 mg/dL 可暂停 3 天母乳喂养，黄疸一般在 48~72 小时明显消退；当血清胆红素 >20 mg/dL 需及时到医院就诊。

65. 什么是鹅口疮？

鹅口疮，又叫"口咽假丝酵母菌病"，通常由"白色假丝酵母菌"（也称"白色念珠菌"）感染导致。它往往长在宝宝口腔的唇、颊、舌等部位的黏膜表面，表现为不规则的白色斑块。和奶渍不同，这种白斑很难擦掉，如果用力擦去白斑，会看到下方红色、破损的黏膜。大多数患有鹅口疮的宝宝都没有其他症状，但有些宝宝可能会因为喂养的时候接触到白斑部位不舒服而哭闹，影响饮食。

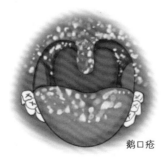

鹅口疮

66. 什么是母乳性腹泻?

母乳性腹泻由母乳喂养引起,一般在 6 个月以内的宝宝中出现,母乳中含有轻泻因子,有助于减轻黄疸,是一种非常常见的生理现象。母乳性腹泻具有明显的特点,出现大便次数增多,婴儿稀便,带有特殊的酸臭味,无脓血,或带有条状的透明黏液;腹泻时宝宝无发热,没有明显的痛苦与哭闹,食欲良好,一般不影响宝宝的生长发育。腹泻期间每天大便 3~7 次。但如果腹泻时间长则有可能导致生长停滞、营养不良等严重后果,需要及时治疗。

67. 什么是母乳(牛奶蛋白)过敏?

纯母乳喂养的宝宝可能会发生牛奶蛋白过敏。妈妈们需要关注自己的饮食情况,管理自己的饮食,过敏症状不严重时,不需要停掉母乳;过敏症状严重时会出现便血,影响生长发育,此时可暂停母乳喂养两周,改用氨基酸配方奶,但仍需排出乳汁。后经评估情况,可以恢复母乳喂养,但也需妈妈管理好自己的饮食。

第9讲　母乳喂养的艺术

68. 哺乳姿势大全，如何找到最适合妈妈的体位？

简单来说，我们可以将喂奶姿势分为坐喂和卧喂两种。

哺乳姿势及适用人群

哺乳姿势		适用人群
妈妈坐位	半躺式或生物滋养式	哺乳困难的妈妈 产后第一次哺乳 乳头疼痛 宝宝乳头混淆
	圣母式或摇篮式	最常见的哺乳姿势 健康足月宝宝
	橄榄球式	双胎宝宝 早产宝宝 含乳困难宝宝 剖宫产后 大乳房妈妈
	坐跨式	有吞咽、呼吸障碍的宝宝
	高位橄榄球式	原则和橄榄球式一样 最适合刺激婴儿固有反射的姿势
	交叉摇篮式	原则和橄榄球式一样 早产宝宝

哺乳姿势		适用人群
妈妈卧位	侧躺式	剖宫产后 妈妈需要休息时
	澳洲式或顺势位姿或倾斜式	硬膜外或脊髓麻醉的妈妈 排乳反射过于强烈的妈妈 婴儿会咬或回缩舌头 上呼吸道有问题的婴儿

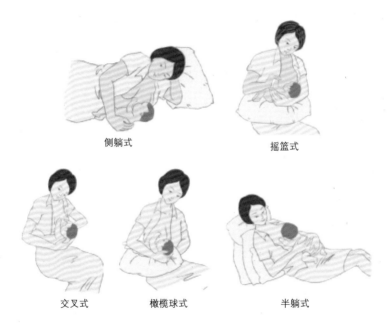

侧躺式　　　　　　　摇篮式

交叉式　　　　橄榄球式　　　　半躺式

69. 如何正确托起乳房?

妈妈用"C"字形的方法托起乳房,食指支撑乳房的基底部,

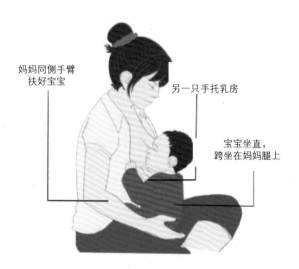

妈妈同侧手臂
扶好宝宝

另一只手托乳房

宝宝坐直，
跨坐在妈妈腿上

靠在乳房下方的胸壁上，大拇指放在乳房的上方，两个手指轻压乳房以改善乳房形状使婴儿容易含接。需要注意托乳房的手指不要太靠近乳头处，以免影响婴儿含接，婴儿含接好后就不再需要托住乳房了；如果乳房大而下垂，可以托住帮助乳汁流出。

70. 宝宝正确含接乳房的姿势是怎样的？

妈妈用"C"字形的方法托起乳房，用乳头刺激婴儿的口周围，使婴儿建立觅食反射，当婴儿嘴张到足够大时，将乳头及大部分乳晕含在婴儿嘴中。

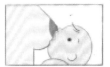

使宝宝的鼻子朝向乳头，
宝宝的下颚略触碰乳晕下方

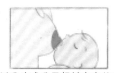

以乳头或乳晕轻触宝宝的嘴
唇，以刺激乳汁反射，直到
宝宝打开嘴巴，让宝宝含入
乳晕至乳头

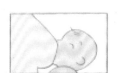

让宝宝含住整个乳头及乳晕，
乳头要放在宝宝的舌头上方

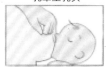

当宝宝吸吮充足后会自动离
开乳房，但有时宝宝会睡着
含乳

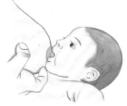

不正确的吸吮姿势

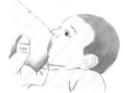

正确的吸吮姿势

71. 半躺式哺乳的优点有哪些？

　　半躺式哺乳能调动新生儿的本能，如寻乳反射、吸吮反射、头后缩反射、抓握反射等，新生儿为了寻找和接近乳房，除移动下颌外，还会自动激发涉及整个三叉神经区域的摆动性头部反射，这有利于新生儿正确含接，同时减少新生儿在哺乳过程中发生窒息的危险。产妇在哺乳过程中取半卧位，可大大减轻腹肌紧张度，减轻剖宫产术后切口疼痛，缓解腰背部肌肉疲劳，提高产后早期母乳喂养成功率。

72. 多胞胎如何进行母乳喂养？

妈妈分娩后，尽早开始肌肤接触"袋鼠式护理"，托起宝宝与妈妈肌肤接触，需注意宝宝头偏向一侧，头部后仰，保持鼻吸位，保持呼吸道的通畅。可以选择适合自己的喂养方式。同时哺乳可节省时间，实现亲子互动，但哺乳时，个别宝宝不耐受喷奶反射，可以先喂熟练的宝宝，喷奶反射出现后，乳汁流出顺利，再哺乳喂养困难的宝宝。双胞胎妈妈的常见喂养姿势包括双侧橄榄球式、双摇篮式、混合式、侧卧位、交替式。

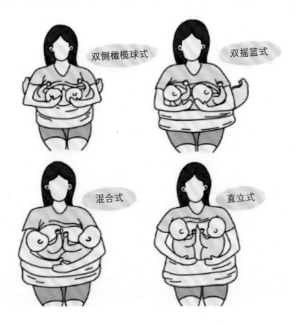

第 3 篇
哺乳期

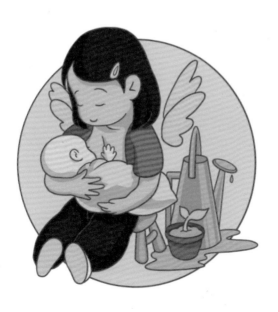

喂爱坚持 --

★ 找到最舒适的哺乳姿势

★ 哺乳期的乳房护理指南

★ 均衡饮食、充分休息

★ 心情愉悦，关注宝宝的早期生长发育

第 10 讲 产后哺乳早知道

73. 该如何按需哺乳？

给宝宝喂奶应该是按需哺乳，是指没有任何时间限制，根据宝宝和妈妈的需要给予喂奶，具体地说就是，宝宝饿了要喂，妈妈觉得奶胀的时候也可以喂，喂奶的次数和时间间隔不受刻意的限制。

宝宝刚出生的时候，胃容量是非常小的，第一天只有弹珠大小，为 5~7 mL，第三天有一颗葡萄大小，为 22~30 mL，第七天有一颗草莓大小，为 44~59 mL，奶量少加上奶在胃中停留的时间短，所以分娩初期妈妈们的哺乳次数可能会相对比较频繁。到了 1~6 月时，宝宝的胃容量约为柠檬大小，为 120~240 mL。

对妈妈来说，泌乳素分泌量在睡眠中维持在较高的水平，清晨 3—4 时泌乳素分泌浓度是中午的一倍，因此夜间妈妈的奶量产生也比较多。按照宝宝的需求，坚持夜间哺乳可以避免夜间涨奶，减少乳腺炎的发生。因此，每次喂奶的时候都应该让宝宝吃得充分，千万不要怕宝宝吃多了而掐着时间喂奶，宝宝吃饱了，自然会主动把嘴从妈妈的乳头移开。

74. 什么是母婴同室?

母婴同室是指妈妈和宝宝 24 小时都待在一起,每天母婴分离的时间不超过 1 小时。母婴同室有利促进母子间的感情,促进母乳的分泌,有利于早吸吮、早开奶以及按需哺乳。尽可能做到母婴同室、母婴同床、同步睡眠,有利于母亲照顾婴儿,并学会护理新生儿的方法,可以更好地进行母乳喂养。

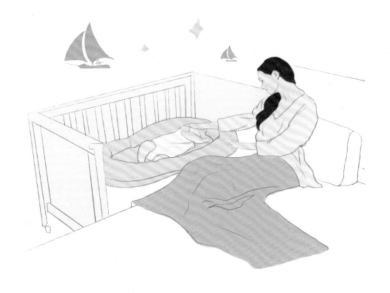

75. 什么是肌肤接触? 如何做到早接触?

新生儿出生后应立即与妈妈进行肌肤接触,肌肤接触(Skin

to skin）源自 1983 年哥伦比亚两位儿科医生的"袋鼠式育儿"法。
对大多数妈妈和宝宝而言，第一步就是尽早接触，甚至在脐带还
没有剪断之前就应该进行。一般来说，在生产后宝宝的情况稳定，
可以立即和妈妈进行"第一次亲密接触"。分娩后将宝宝擦干，
顺产分娩的可以将宝宝裸体纵向放置于妈妈裸露的胸和腹部；如
果是剖宫产宝宝可以横向躺在妈妈胸前，像是喂奶的姿势。在肌
肤接触的过程中，要保证宝宝头部和手脚能自由活动，口鼻能自
由呼吸。天冷可以给宝宝盖一条毯子、戴一顶帽子。妈妈因为某
些情况没办法做肌肤接触，爸爸也可以与宝宝做肌肤接触。

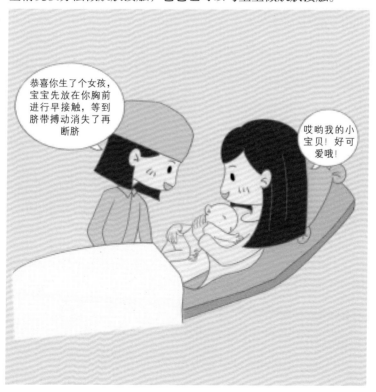

76. 肌肤接触的好处有哪些?

在母乳喂养中,肌肤接触是宝宝回归亲喂的快速通道,也是耳熟能详的"万能公式"。肌肤接触可以带来比恒温箱还多的许多好处:

①稳定新生儿的体温:宝宝趴在妈妈身上,体温的稳定度甚至超过待在恒温箱,妈妈这个天然保温箱真是比任何高科技医疗设备都管用。实在怕冷,在宝宝背部盖一条毯子便可;

②稳定新生儿的血糖:肌肤接触让宝宝趴在妈妈胸前,宝宝的本能和乳房蒙哥马利腺的气味就会让他主动去寻乳和吸吮,吃到宝贵的初乳之后,他的血糖自然就会上升。虽然肌肤接触并非以宝宝吸吮乳房为最终目的,但它确实是宝宝自主寻乳自主含乳的基础,也是不受人工干扰的哺乳最佳打开方式;

③稳定新生儿的心率与呼吸:肌肤接触能触发某种脑神经传导介质,这种介质能舒缓宝宝的神经系统,降低宝宝的压力激素所分泌的皮质醇含量。所有这一切都会带给宝宝的大脑一个"我很安全"的信息。这种安宁放松的状态自然也会让他有非常稳定的心率和非常好的深睡眠;

④帮助新生儿建立肠道菌群:顺产的宝宝通过妈妈产道时,妈妈产道里的益生菌会随着羊水带到宝宝全身,从而进入宝宝体内,成为宝宝肠道里的第一批"原住民"。而剖宫产的宝宝则没有这么幸运,所以,产后立即肌肤接触对顺产宝宝很重要,对剖宫产的宝宝更为重要,因为他只能通过这种方式让妈妈身体上的

菌群第一时间进入自己体内，而不是手术室或医院的其他细菌；

⑤让宝宝更有安全感，减少宝宝的哭闹，让宝宝拥有更多的深睡眠，帮助宝宝纠正乳头混淆，让宝宝更聪明。

77. 产褥期合理膳食需要注意什么？

产褥期并不是传统所说的"坐月子"，医学上的产褥期是分娩结束、胎盘脱离母体后，母体全身各器官恢复到孕前状态的一段时间，包括形态与功能，一般为 6 周左右。在这段时间内，产妇需注意饮食均衡，全面营养，食物多样性。保证充足的优质蛋白质，适当增加蛋白质种类的摄入，可以每天 4~5 种，例如大豆 25 g、坚果 10 g、牛奶 400~500 mL。食物种类的多样性可以让妈妈摄入多种营养物质，每日摄入 500 mL 牛奶，就不需要额外补钙，如果饮食中含钙量不够，则需要另外补充钙剂来满足身体对钙的需求。另外产褥期妈妈的活动量减少，需要多吃新鲜水果和蔬菜预防便秘。

乳母一日食谱举例（能量 225 kcal·d^{-1}）

餐次	食物：食材和数量
早餐	肉包子：面粉 50 g，瘦猪肉 20 g，植物油 2 g
	红薯稀饭：大米 20 g，小米 10 g，红薯 20 g
	拌黄瓜：黄瓜 100 g
	煮鸡蛋：鸡蛋 50 g

续表

餐次	食物：食材和数量
早点	牛奶：牛奶 250 mL
	苹果：苹果 150 g
午餐	生菜猪肝汤：生菜 100 g，猪肝 20 g，植物油 5 g
	丝瓜炒牛肉：丝瓜 100 g，牛肉 50 g，植物油 8 g
	清蒸带鱼：带鱼 40 g，小香葱 10 g，植物油 2 g
	大米杂粮饭：大米 50 g，绿豆 15 g，小米 30 g，糙米 10 g
午点	橘子：橘子 175 g
晚餐	青菜炖豆腐：小白菜 175g，豆腐 175 g，虾仁 20 g，植物油 8 g
	香菇炖鸡汤：鸡肉 50 g，鲜香菇 25 g
	玉米面馒头：玉米粉 30 g，面粉 50 g
	蒸红薯：红薯 50 g
晚点	牛奶煮麦片：牛奶 250 mL，麦片 10 g

78. 多喝汤真的可以催奶吗?

多喝汤并不能催奶。比如鸡汤、鲫鱼汤、骨头汤等都属于高嘌呤食物，产后进食太多，非但不会催奶还容易导致胃口不佳，并增加肾脏负担，囤积过多脂肪，不利于产后身材的恢复。

79. 每次喂奶前要不要清洗乳头？

正常情况下，乳头部位有需氧菌，而乳管内会有厌氧菌，需氧菌和厌氧菌恰恰是建立宝宝肠道菌群的重要组成部分。宝宝在吮吸乳汁时，首先会接触到附着在乳头上的需氧菌，然后再通过吮吸乳汁接触到附着在乳管内部的厌氧菌，从而为肠道内的菌群建设奠定基础。过度清洁乳头会使这些菌群被破坏，反而不利于宝宝的健康发育。所以在母乳喂养前是不需要对乳房进行彻底清洁的，建议在母乳喂养前用温毛巾对乳头部位及其周围进行常规的擦拭即可。

80. 不涨奶 = 没有奶？

不涨奶≠没有奶，对新妈妈来说，身体和宝宝缺乏磨合，所以往往会宝宝不吃也来奶阵，特别是宝宝哭的时候，新妈妈经常会感觉到乳房一阵麻麻酥酥的感觉，那就是奶阵。而新生宝宝吃的时候，乳房却没有奶阵，这也是因为缺乏磨合。宝宝不吃的时候来了奶阵，产的奶没有吃掉，就会留在乳腺管里，乳腺管是导管，不是储奶袋，当乳腺管里充满奶的时候，妈妈就会感觉到奶涨。而宝宝大了之后，所谓供需平衡了，就是宝宝吃的时候才来奶阵，不吃不来，这样乳腺管里不会充满多余的奶，自然也就不会感觉到奶涨了。如果按需哺乳，奶涨的情况会很少发生。

81. 很清的母乳是不是没营养?

分娩后前两天分泌的乳汁为初乳,色淡黄、黏稠。母乳分前奶和后奶,随着时间推移,乳汁会由初乳转化为过渡乳、成熟乳。前奶看起来很清,但其中所含的蛋白质、矿物质、免疫球蛋白和水分较多,脂肪较少,是给宝宝解渴的。母乳营养丰富,是宝宝难得的营养品。

82. 宝宝拒绝亲喂怎么办?

婴儿瓶喂和亲喂是两种不同的吸吮模式。给刚出生的婴儿用奶瓶或者奶嘴,常常会导致乳头混淆。这样做会让宝宝在亲喂时,使用瓶喂的吸吮技巧,从而致使含乳以及吸吮困难。宝宝会觉得很困扰,妈妈也会觉得很沮丧。乳头混淆还会导致宝宝拒绝乳房。为了避免乳头混淆的发生,妈妈可以尝试以下方式进行纠正:做好肌肤接触,接纳宝宝,让宝宝重新认识到母乳亲喂的快乐;在宝宝情绪稳定的时候哺乳,通常在早上或者是刚刚小睡醒来时,别等到宝宝都已经饥饿晚期,心情不好再去喂。保证哺乳姿势正确,等宝宝的嘴巴张得够大时,舌头向下,再含接乳房。牙龈对乳晕(乳头周围的深色区域)下的乳窦施压,而舌头从前往后地以波浪状运动有节奏地给乳房"挤奶",从乳晕和乳头抽取乳汁。切不可强行按压宝宝到乳房,会无形加重宝宝拒绝乳房,亲喂要循序渐进,不可操之过急。

83. 宝宝频繁吸吮是因为奶量不够吗?

一般来说,妈妈的奶水是可以满足宝宝生长发育需求的。即使不够,宝宝高频率地吸吮也会促使妈妈产生奶阵增加奶量。对于宝宝频繁吃奶,轻松应对的关键就是按需喂养。宝宝想吃奶就给他吃,想什么时候吃就什么时候吃,不要刻意抑制宝宝的需要,尤其要保持一种愉悦自信的状态。

84. 为什么不建议 6 个月内的宝宝添加母乳以外的食物?

母乳含有丰富的营养素、免疫活性物质和水分,能够满足0~6 个月婴儿生长发育所需全部营养,任何配方奶、牛羊奶都无法替代。6 个月内的健康婴儿提倡纯母乳喂养:

①母乳是一种液态组织,是婴儿最理想的营养来源,母乳能够满足 6 个月前宝宝的全部营养需求(包括水);

②在出生后头几个月里,婴儿的消化系统还不能处理除奶以外的食物;

③需要等待婴儿的免疫系统发育,过早添加辅食可能造成食物过敏,而且接触到食物中的病原体可能会增加腹泻和患其他疾病的概率;

④需要等推舌反射消失。新生儿有一种先天性的非条件反射——推舌反射,也叫挺舌反射,即舌头会对进入嘴里的固体食

物（或勺子）推出，以防止外来异物进入喉部导致窒息，这个反射一般会在出生后 6 个月左右消失。

85. 怎么判断宝宝吃到了足够的乳汁？

不同月龄的宝宝吃奶量有不同的标准，且因人而异。

①看精神状态、吞咽及乳房情况。头 3 个月观察宝宝的吞咽情况，正确有效地移出乳汁后，乳房在宝宝吃完母乳后明显较哺乳前松软，宝宝气色好，反应灵敏，眼睛闪亮，肌肤紧绷，安静入睡；

②看排泄。如果单纯依靠母乳喂养，出生后 6 天内，小便次数大致与出生天数相同；6 天以后婴儿的 24 小时小便次数达 6 次以上，尿色清亮、没有结晶，是奶量充足、婴儿吃饱的一种表现。出生 24 小时宝宝会排出黑色或墨绿色的胎便，从第 3 天开始大便颜色转为金黄色；

③看体重。正常情况下，刚出生的宝宝会有生理性减重，一般在 2~4 天开始回升，7~10 天后恢复到出生体重或者超过。每个宝宝都有自己的生长曲线，只要落点在 3%~97% 都是正常的。

86. 宝宝吃奶注意力不集中怎么办？

这种情况一般从 3 个月开始，宝宝开始对周围的事物感兴趣而分心，妈妈们希望维持之前的哺乳模式，此阶段可以尝试在黑暗的房间内喂哺，以减少分心事物的影响；不要刻意去关注宝宝每次吃奶的状态，增加亲喂的次数或是延长吃奶的时间确保宝宝摄入足够奶量。

87. 产后 3 月内的宝宝昼夜颠倒需要调整吗？

3 个月内的宝宝昼夜颠倒不需要调整：

①胃容量太小，无法支持宝宝睡整觉。从出生开始，宝宝的胃容量是不断发展的，但大小仍然无法让他们坚持睡很长时间。因此，小月龄的宝宝最多睡两个小时左右就要起来喝奶，即便晚上也是如此。

②皮质醇与褪黑素是维持昼夜分期的激素，一般在 3 个月才开始接近成人。视觉能力逐步提升，随着宝宝的视觉发育，感知光线能力增强，加之身体能力发育和外界环境因素的影响，宝宝的作息会趋于白天清醒更多玩耍，夜间睡眠更多集中的状态。6 个月时昼夜规律基本形成，因此我们会看到大多数宝宝即便不作任何干预或睡眠调整，之前存在的睡眠问题也会随着长大而消失。

3 个月后的宝宝昼夜颠倒，可以这样进行调整：

①适当增加白天接触光线的机会。昼夜节律的建立离不开光线的刺激，为了使宝宝的睡眠能和昼夜节律同步，可以有意识地增加宝宝在清晨接触自然光线的机会，比如早晨起床之后多带出

去晒晒太阳，在白天睡小觉的时候也不必拉起窗帘使房间像夜晚一样。在太阳落山以后，就要减少宝宝暴露于人工光线的时间，不建议开灯睡觉，最大程度地减少非自然光线在夜晚对宝宝昼夜节律的影响。

②一定程度地缩短白天的睡眠时间。对爸爸妈妈来说这也许不太好接受，但是却是干预昼夜颠倒必须要做的。白天的单个小觉如果超过 2~3 小时，就需要考虑及时唤醒，以保证宝宝在夜晚能有足够的睡眠需要，因为一天的睡眠需求总量是相对固定的，假设宝宝个体睡眠需求量为每日 14 小时，如果白天加起来已经睡了 8 小时，就很难期望宝宝晚上出现自己接续的 12 小时睡眠。

③在睡前尽量保证摄入。降低宝宝夜间因为饥饿而醒来的可能性，白天在限制睡眠长度的同时，注意观察亲喂的方式是否正确，可以增加哺乳次数，缩短吃奶间隔，尝试在宝宝夜晚入睡前密集喂养以保证宝宝的摄入。

88. 多久喂一次宝宝？每次该喂多长时间？

按需哺乳不受次数限制、不受时间限制，只要宝宝想吃奶就尽可能满足，一般情况 24 小时内至少需要喂 8~12 次（如果宝宝要求甚至可以喂更多）。随着宝宝出生时间的增加，吮吸能力也会增加，从刚开始的一个多小时到后来的几分钟。建议每次喂奶时要让宝宝吃完一侧乳房的乳汁后再吃另外一侧。

89. 妈妈不能亲喂时，为什么早期更建议杯喂或者勺喂？

通常情况下，宝宝吸吮奶嘴要比吸吮母乳省力，吃奶瓶非常轻松简单，但是吃母乳就非常累。如果宝宝出生后就用奶瓶喂奶粉，再改为母乳亲喂时，宝宝就容易出现乳头混淆，甚至出现拒奶、烦躁等现象，造成母乳困难，这使宝宝得不到妈妈初乳中含有的营养物质，还会使妈妈奶涨而诱发乳腺炎。宝宝长时间不吮吸妈妈的乳头，还会导致妈妈的乳汁减少。

90. 怎样选择收集母乳的容器？

储存母乳一般可以通过选择使用一些干净的容器，且需要做好消毒工作，比如塑胶桶、奶瓶、塑料奶袋等，这样可以达到有效储存母乳的效果，也可以避免母乳出现变质的情况。

母乳收集容器及其特点

收集容器	特点
储奶袋、广口瓶	容器过大，容易造成母亲信心不足，挂壁会导致一定损耗
初乳收集杯	收集初乳专用，不挂壁，但较为昂贵
喂杯	容量约 30 mL，婴儿在身边也可直接喂养

续表

收集容器	特点
勺子	取材方便，可从感官上增强母亲对产奶的信心，但婴儿不在身边时需要转移到其他容器，转移过程易造成损耗
2 mL注射器	可将初乳吸入，但流速快时操作过程中会影响喷乳反射，这时可改用量杯等其他容器

早期初乳收集容器的推荐顺序：注射器 > 勺子 > 喂杯 > 初乳收集杯。

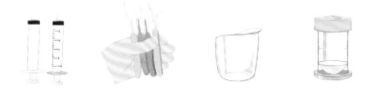

91. 妈妈吸烟可以母乳喂养吗？

母乳喂养期间不建议吸烟，妈妈吸烟对孩子有不良影响。香烟中的尼古丁经过乳汁排泄可以进入宝宝体内，影响生长发育。此外，宝宝从小吸二手烟，在不良的空气环境中成长也会增加患各种疾病的风险。

92. 饮酒后能母乳喂养吗？

母乳喂养期间最好不要饮酒，因为酒精可以通过乳汁进入婴儿体内，从而影响发育。如果需要小酌，我们建议母乳妈妈每天酒精摄入量不要超过自身体重公斤数 ×0.5 g（差不多是一瓶 350 mL 啤酒或是一小杯红酒的量）。此外，喝酒之后应等待至少 2 小时，待血液、母乳中酒精含量降低之后再去喂奶。

93. 哺乳期间摄入咖啡因，会对宝宝造成影响吗？

在日常生活中，除了咖啡，巧克力、可乐等食品中均含有咖啡因，适量地摄入是可以的。哺乳期可以适当地摄入咖啡因，但是每天总量不得超过 200 mg。

   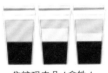

浓缩咖啡
（大杯）250 mg

美式咖啡
（大杯）225 mg

巧克力咖啡
（大杯）25 mg

焦糖玛奇朵 / 拿铁 /
卡布奇诺（大杯）150 mg

柠檬红茶
（550 mL）35 mg

速溶咖啡
50 mg/ 袋

红牛（250 mL）
50 mg

可乐（330 mL）
34 mg

常见饮料中的咖啡因含量

94. 哺乳期间可以烫染头发吗?

可以,但是不建议。正常的烫发和染发过程中,可能会有少许化学成分或染料通过皮肤吸收进入血液。但由于进入血液的量非常少,而且不是长期持续的接触与吸收,理论上是不会通过乳汁进入宝宝体内造成不良影响的。

95. 食用辛辣刺激食物后母乳喂养,乳汁中是否有残留? 会不会影响宝宝?

母乳成分相对稳定,由泌乳细胞调节,泌乳细胞生产乳汁的时候也会调动妈妈自身的营养储备来补充。也就是说,饮食更多的是影响妈妈自己的身体,而不是母乳质量。但为了妈妈自身的健康,我们建议妈妈们在喂奶期间尽量丰富食物品种、适量饮水,具体可以参考中国营养学会的《中国哺乳期妇女平衡膳食宝塔》。

第 11 讲　了解宝宝

96. 出生后 1 小时内的宝宝会干些什么呢？

经过分娩，新生儿会立刻啼哭，把婴儿放到母亲胸口之后，慢慢地啼哭会停止；当出生啼哭结束后，放松就开始了，时间通常会在 2~3 分钟，婴儿在此期间非常安静，一动不动；醒来后婴儿会先动动小脑袋，睁开眼睛，嘴巴也会动一动，然后开始活动；婴儿眼睛会持续睁开，嘴巴动得更多，出现吸吮动作，而且会开始有一些觅乳的行为；慢慢地婴儿会利用小脚尽力往前推，一点点移动身体或是把身体往前滑动到母亲的一侧乳房，在到达乳房之后，婴儿开始熟悉陌生的环境与乳房，这大概需要 20 分钟；在这期间，婴儿会舔舔乳头，摸一摸和按一按乳房，逐步认识、了解和熟悉乳房；在熟悉了母亲的乳头后，新生儿会大大张开嘴巴，卷起舌头，然后用正确的含乳姿势含住乳头，开始吸吮；以上整个过程通常发生在分娩后 1 小时内，分娩后 1.5~2 小时后，婴儿会安稳入睡。在没有人为干预的情况下，新生儿的第一次哺乳（开奶）其实是由婴儿自身发起的，（健康的）婴儿有能力做到。做好肌肤接触的新生儿会有一系列规律的行为，可以把健康足月分娩的新生儿放在妈妈身上肌肤相贴，让他们在没有干扰的情况下平静地适应子宫外的生活。

97. 宝宝的胃容量是多少?

　　各种权威资料显示,正常足月新生儿(出生体重 2500 g 以上)的胃容量大小是这样的:在生后第 1 天时约樱桃大小;在生后第 3 天时约核桃大小;在生后第 5 天时约杏仁大小;在出生第 7 天后约鸡蛋大小。

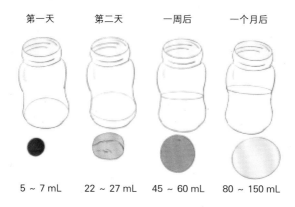

第一天	第二天	一周后	一个月后
5 ~ 7 mL	22 ~ 27 mL	45 ~ 60 mL	80 ~ 150 mL

98. 刚刚出生的宝宝就会吃奶吗?

　　答案是肯定的,刚刚出生的宝宝就会吃奶。因为宝宝有天生的、与生俱来的本领,原始反射包括吸吮反射、觅食反射。另外妈妈乳房上突起的蒙哥马利结节会分泌特殊的气味,宝宝也会自己去寻找乳房。宝宝口腔上颌及左右两颊部有几块脂肪垫。当宝宝饥饿时，就会大声哭闹或者左右旋转头部寻找母亲的乳头，当乳头轻轻触碰到宝宝的嘴唇，宝宝就会张开嘴，含住乳头。

99. 宝宝吃奶的信号有哪些？

妈妈们要想真正做到按需喂养，就得学会辨别宝宝吃奶的信号。一般来说，宝宝吃奶的信号是分阶段的，当宝宝用哭来表达饥饿、需要吃奶时，已经是饥饿晚期的信号了。吃奶信号可分为以下 3 种：

①早期信号——我饿了：宝宝开始张开嘴巴，头部开始转来转去；

②中期信号——我真的饿了：宝宝的身体开始伸展（好像伸懒腰一样）、肢体活动变得更加明显、开始找自己的拳头、把小手放进嘴巴，甚至开始吮吸嘴巴四周能够触碰到的东西；

③晚期信号——我非常饿了：宝宝开始大声哭泣，肢体动作更多，并且情绪开始激动。但不提倡宝宝一哭就喂，要观察分析宝宝哭泣的原因，但也尽量不要等宝宝很饿了，才想到要给宝宝喂奶。因此，妈妈、爸爸平日里要注意多观察宝宝的外在表现。

100. 宝宝最初几天的哺乳情况是怎样的?

产后第一天宝宝的胃容量只有 5~7 mL，此时的他正忙着排出胎便等体内毒素，所以对母乳的需求并不是那么迫切。如果宝宝哭了，不管有没有泌乳，都要让宝宝吸吮妈妈的乳头，主要起到安抚的作用。新生儿的食量是无法控制的，宝宝喂奶的次数不好掌控，不过有两个条件必须遵循：第一是宝宝感到饥饿时应该进行哺乳；第二就是当妈妈的乳房充盈时，感到胀痛时也应该进行哺乳，并坚持夜间哺乳。当然，事事都有规律，其实哺乳新生儿也有一个典型的模式：在宝宝出生后的 24 小时内 1~3 小时喂哺一次，也可以更频繁，当宝宝睡眠的时间过长或妈妈的乳房感到涨奶时，可以在宝宝浅睡眠时进行喂哺；喂奶时一定要让宝宝吃饱，如果宝宝吃一小会儿就睡了，可以揉揉耳朵、挠挠脚心逗醒宝宝，或者取出乳头再放进嘴里，以保证让宝宝一次吃饱。没有必要规定宝宝的吃奶时间，有些宝宝吃得快，有些宝宝吃得慢，尽量让宝宝自己主导他的哺乳模式。

101. 什么是婴儿猛长期?

猛长期在医学上没有明确的定义，一般来说，猛长期大约是第 4 天开始，第 7~10 天，第 2~3 周，第 4~6 周，第 3 个月、4 个月、6 个月、9 个月，时间会有一定的误差。猛长期在一岁之后还会有，甚至到了青春期还会间歇发生。一般猛长期持续 2~3 天，有时也会持续一周的时间。在婴儿猛长期，母乳喂养婴儿的哺乳比平常更频繁（有时往往每隔一小时就要吃），而且婴儿比平时更烦躁。婴儿摄入的奶量在猛长期会突然增多，但这只是阶段性的。母乳提供了身体和大脑发展的营养，纯母乳喂养的婴儿，摄入的奶量在生命的最初几周迅速增加，除了身高体重的增长外，行为方面的发展也会导致婴儿需要吃更多的奶，比如翻身、爬行、走路或说话。

婴儿猛长期的表现主要是夜醒次数增多、吃奶时不断含上，扯开，非常烦躁。所有这些迹象都是在告诉妈妈的身体"多产些奶"！如果妈妈及时对宝宝的要求做出回应，身体就会对这些信号更加敏感，额外的哺乳会刺激身体，以便产生更多的奶。

在婴儿猛长期过后常会出现婴儿一两天中会睡得额外多、妈妈感觉稍微有些涨奶、吃到奶婴儿就平静下来的现象。

102. 宝宝的睡眠模式是怎样的？

宝宝的睡眠周期比成人短，一般为 42 分钟，基本上在 1 个小时就会进入到浅睡眠模式，所以会发现宝宝才睡下去 20 分钟便又开始动来动去。在宝宝 1~2 个月时的睡眠时间为 14~18 小时，3~6 个月为 14~16 小时，6 个月 ~2 岁为 12~14 小时，在 6 个月以前夜醒会有 2~3 次，所以宝宝的睡眠习惯与周期是宝宝自己规定的。妈妈可以与宝宝一起睡，给予宝宝充分的陪伴。

103. 怎样缓解宝宝肠绞痛?

婴儿肠绞痛是一种行为综合征，肠绞痛又叫婴儿肠痉挛，通常定义为连续 1 周或以上，每周超过 3 天，每天 3 小时以上的无法安抚的哭闹。多发生在生后 2 周到 4 个月的宝宝，表现为每天定时地哭闹（尤以傍晚和夜间居多）。婴儿肠绞痛的表现：

①肠绞痛多在 2~4 周开始出现，6 周左右达到高峰，有的 3 个月消失，大多数 4 个月左右消失，而有的宝宝要持续到 6 个月；

②常常发生在夜里，尤其是 18 点以后；

③宝宝会声嘶力竭地大哭，有时还出现尖叫，音调很高，两脚乱蹬乱踢；

④哭泣往往很突然，在哭泣将近结束的时候宝宝可能会排便或者排气；

⑤哭闹难以安抚，直至宝宝自己哭累了才会停止。

婴儿肠绞痛发作时可采取综合方法来缓解处理：

①哺乳期的妈妈，可以试着停止食用洋葱、咖啡等刺激性食物。如果宝宝是配方奶喂养，可以尝试水解蛋白的奶粉。如果宝宝的不适是因为食物过敏引起，调整乳母或者宝宝的食物后，几天内肠绞痛的症状就会减轻；

②不要喂太饱，依照宝宝的需求按需喂养；

③将手捂热后，顺时针方向轻轻按摩宝宝的小肚子，有助于排出肠道内的气体，缓解不适；

④把宝宝用包被包裹起来，让宝宝更有安全感；也可以将宝

宝趴放在妈妈的手臂上（也称"飞机抱"），头靠在臂弯里，另一只手轻抚宝宝后背；

⑤让宝宝趴在妈妈的膝盖上，给宝宝按摩后背；

⑥抱着宝宝在室内走、轻轻地晃动，这样能让宝宝舒服一点，一定不要用力地摇晃宝宝；

⑦可以让宝宝听听噪声，比如吸尘器、吹风机、烘干机、电风扇等的声音。

如果通过以上方法宝宝哭闹仍没有缓解，需要及时咨询儿科医生。

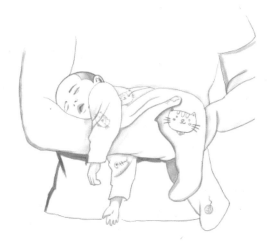

104. 宝宝安抚的方法有哪些？

面对宝宝的不停哭闹，妈妈们一定要有足够的耐心，可以尝试采用以下方法进行安抚：

①哭闹抱起时，尽量将宝宝的腹部朝向大人，双手可轻抚宝宝的脸蛋、背部、腹部和脚，长时间轻抚的安慰效果大于短暂拍动的效果；

②使用包巾舒适地将宝宝包住，让宝宝有回到妈妈子宫内的安心感，轻轻摇晃婴儿，就像胎儿在子宫内妈妈走动时的感觉，但不能过度摇晃以免造成婴儿摇晃综合征；

③轻声和宝宝说话或唱首歌来与宝宝互动，吹口哨或发出轻轻的嘘声。

宝宝哭闹时，妈妈不要紧张生气，不良情绪的感染将会使宝宝更加难过。对于哭闹的宝宝，要找出哭闹的根本原因，并帮助宝宝合理地解决这些不满，这样宝宝就不会无端地哭闹不停了。

105. 母乳性黄疸需要暂停母乳喂养吗？

与母乳喂养相关的黄疸包括两种：第一种是由于出生早期母乳喂养不足所导致的，可以通过产后早期更频繁地哺乳（每天至少8~12次）来积极干预；另一种才是真正意义上的"母乳性黄疸"，通常在出生后3~5天出现，2周内达到高峰，此后逐渐消退，可持续3~12周。纯母乳喂养的婴儿如果在生后超过2周黄疸仍未消退，在经过检查排除其他病理性原因之后，医生往往会考虑母乳性黄疸。母乳性黄疸极少需要停止母乳喂养。使用光疗是更重要的手段，如果遇到某些需要暂时中断母乳喂养的特殊情况，妈妈应学会正确的手法挤奶或使用吸奶器吸奶来维持泌乳量，这样才能在宝宝黄疸消退后顺利恢复母乳喂养。

106. 宝宝打嗝、呛奶怎么办?

　　婴儿打嗝时,可将婴儿抱起来,轻拍其背,喂点热奶或让婴儿发出哭声,运用这些方法打嗝会自然消失。

　　发生呛奶时,如果婴儿呼吸很顺畅,可刺激身体让其再使劲大声哭泣,观察婴儿哭泣时的吸气及吐气动作,看有无异常。如果哭声变得微弱、吸气困难、严重凹胸,脸色发绀,需要立刻送医。如果婴儿哭声洪亮、脸色红润,则表示一时并无大碍,可再观察。如婴儿出现呛奶窒息,家长必须争分夺秒立即处理。

107. 什么是乳头混淆?发生乳头混淆后怎么处理?

　　乳头混淆,是指新生儿因为吸吮母亲乳头之前先吸吮了奶瓶,或者频繁使用奶瓶,而不会吸吮或不愿吸吮母乳的现象。建议妈妈们减少奶瓶的使用,不能亲喂的情况下,尽量采取杯喂或者勺喂,也可将奶嘴放在妈妈乳头附近,宝宝开始吸吮之后就将奶嘴拿走,让宝宝继续吸吮妈妈的乳房,逐渐接受。需要提醒的是,选择合适的喂奶时机,在宝宝不太饿的时候让宝宝多尝试肌肤接触,让宝宝习惯妈妈的乳房,饥饿的宝宝是不会有耐心来探索吸吮妈妈乳头技巧的。

108. 如何辨识母乳宝宝的大便?

新生儿通常在出生后 24 小时内排出胎便,胎便呈深墨绿色。纯母乳喂养的小月龄宝宝大便多是黄色糊状便,可能有奶瓣(多余的蛋白质),次数可能偏多,也可能出现"攒肚"。大便偏绿可能是肠蠕动过快,泡沫便一般是肠道产气太多,可能与吃入太多前奶有关,只要宝宝生长发育好,精神状态好,不需要过度担心。母乳宝宝水样便需综合评估,不一定就是不正常,但如果宝宝出现大便颜色发白、带血,则需要尽快就医。

新生儿胎便 胎便,墨绿色/黑色,稠厚,无臭味,24 小时内排除第一次,2 ~ 4 天排完

纯母乳喂养 淡黄色/浅绿色,质地较软,稍有酸臭,1 天 2 ~ 8 次,或者几天不排便

配方奶喂养 土黄/金黄色/黄褐色,泥糊状,质地较硬,臭味略重,排便次数减少,每天 1 ~ 5 次

混合喂养 黄褐色,质地偏软,有臭味,1 ~ 3 天 1 次,或者 1 天 1 ~ 3 次都为正常

宝宝大便的变化

第 12 讲　乳房问题的处理

109. 如何应对生理性奶涨？

生理性涨奶发生在产后 2~3 天，主要是由激素分泌所引起的。分娩后产妇体内孕酮下降，泌乳素水平上升，引起乳房血液、淋巴液增加，乳房内腺泡开始分泌乳汁。这是正常的生理现象，最好的解决办法是按照宝宝的需求移出乳汁，如果妈妈感觉乳房胀痛可以采取以下方法进行缓解：

①在哺乳后冷敷，可以用卷心菜或者土豆片洗干净后放到冰箱冷冻一下，然后进行乳房冷敷，让乳房得到休息。注意乳房明显肿胀时不能热敷；

②改变哺乳姿势，采取不同的姿势喂养宝宝，让宝宝的下颌反对着有包块的地方；

③用手挤或吸奶器吸出一点乳汁，缓解乳房的肿胀。

110. 乳汁分泌过多怎么办？

乳汁由乳腺的腺泡细胞所分泌。当妈妈乳汁产生超过了宝宝的需求时，可以适当移出多余的乳汁，注意不必一直刺激乳房挤奶，以免进入奶越排越多、越多越排的恶性循环。避免乳汁过多的方法，最有效的是母婴同室、按需喂养。一旦发生乳汁过多的情况可以先尝试一次用一个乳房哺乳，不到 3 小时饥饿可以继续喂同侧，3 小时再换另外一侧，这样乳汁里面的"泌乳抑制反馈因子"会在对侧增加，奶量就会慢慢减少。妈妈们需要根据自身情况调整两侧乳房的喂奶情况，避免造成乳房胀痛、乳汁淤积。

111. 乳房到底该热敷还是冷敷？

乳房热敷和冷敷的时机不同：

①热敷的时机：产后开奶时、健康乳房喂奶前、乳腺通畅，需要增加泌乳量时；

②冷敷的时机：生理性胀奶、乳房有硬块、堵奶、奶结，乳房有明显红肿发热胀痛、乳腺炎、哺乳后让乳房放松。

112. 什么是反式按压，如何操作？

乳头乳晕部位水肿时，用反式按压的手法可以把对应部位的组织间液向乳房体部位推，软化乳头和乳晕，使婴儿易于含接，乳汁易于流出。在产程中接受了静脉输液的母亲在产后早期会有相对较重的水肿，处于生理性涨奶期间的妈妈，及因为错误的吸奶方式使乳头乳晕水肿的妈妈，都可以使用这一手法。

反式按压操作步骤：

①操作者将指甲剪短，修光滑，洗净双手；

②手指并拢，指腹放在乳晕部位，轻柔并有一定力度向胸壁方向按压，视水肿的严重程度持续 5~15 秒不等；

③调整操作的位置，将乳晕的各个方向都处理到；

④软化后及时让婴儿含接吸吮或尝试使用吸奶器。

生理性涨奶可配合淋巴引流、冷敷，并频繁规律哺乳或移出乳汁。

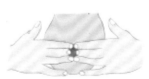

双手法
两边各用两个或三个
手指，用短指甲，保
持指尖弯曲

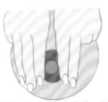

两只手，两步的方法，你的
第一个指节接触乳头，使用
几个手指在每一边，移动四
分之一圈并重复

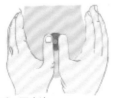

两只手，两步法
使用两个拇指接触乳头，
移动四分之一圈，在乳头上方和下方重复

113. 哺乳期乳头皲裂怎么办？

乳头皲裂在哺乳期比较常见，一般症状较轻的话可以通过自我的调理进行恢复：

①正确的喂奶姿势：宝宝需含住乳头及大部分乳晕，并经常变换喂奶姿势，以减轻乳头在吸吮时的刺激；

②保护乳头皲裂的一侧：喂奶时先让宝宝吸健侧乳房，如果两侧乳房都有皲裂，则先让宝宝吸吮皲裂较轻的一侧；

③用乳汁涂抹乳晕及乳头：每次哺乳后挤出少许乳汁涂抹在乳头及乳晕上，乳汁中的蛋白质可以促进乳头破损的修复；

④剧烈疼痛时不要直接喂奶：皲裂疼痛严重时暂停亲喂，用吸奶器吸出乳汁或用手挤出乳汁喂养宝宝，以减轻炎症反应。间接母乳喂养可加快裂口愈合，但需注意不要轻易放弃母乳喂养，突然中断母乳喂养会导致母乳减少及乳腺炎的发生。

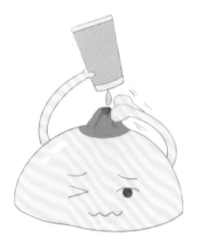

114. 怎样预防乳头皲裂？

乳头皲裂一般可通过养成良好的母乳喂养习惯、纠正乳头内陷、擦拭乳头等措施来预防：

①养成良好的哺乳习惯，按需喂养，每次哺乳时间 20~40 分钟；

②纠正乳头内陷，乳头内陷或乳头扁平会大大影响母乳喂养，每次擦洗乳头时，用手轻柔地将乳头向外牵拉；

③正确衔接乳房，将大部分乳晕都含在婴儿的嘴里；

④产后保持乳头清洁，可将植物油涂在乳头上，去除乳头上的污垢，将痂皮变软后用温热水洗净，不要用力去揉搓，哺乳后不要让婴儿含着乳头睡觉。

115. 如何用奶瓶喂奶？

在使用奶瓶喂奶时，需要注意采取合适的方法，避免由于喂养方式不当造成婴儿不适，甚至导致其出现拒食的情况，通常可以注意以下几个方面：

①尽可能让宝宝直立，奶瓶提高到维持奶嘴顶端充满乳汁即可，奶嘴底部有一些空气没有关系，只要顶端充满奶水就好，尽量选择瓶身直的奶瓶；

②如果是母乳喂养的补充喂食或是挤出的乳汁瓶喂，在奶瓶喂养时让宝宝前 1~2 分钟吸不到奶，之后慢慢提高奶瓶，让宝宝吃到乳汁。宝宝吸奶瓶有一段等候时间，是模拟亲喂的过程；

③观察宝宝饥饿的信息，不需要按时间表喂奶，同时在喂养

期间观察宝宝的反应（头转开，想要推开奶瓶等）；

④在使用奶瓶喂养时，可以像亲喂一样采取换边的方式，让宝宝双边的视觉与身体都有刺激；

⑤找到适合宝宝的奶嘴，以便宝宝能含住整个奶嘴的底部。

防止耳朵的疾病
婴儿的耳道短而粗，且是水平的，平躺喂奶乳液很容易进入耳道而引起发炎，抬起上身喂奶的姿势，具有预防耳道疾病的效果

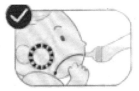
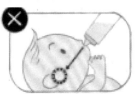

乳液不易进入耳道 　　　　　乳液容易进入耳道

防止呛奶
因撑起上身喂奶，乳液会顺畅的进入食道，婴儿仰头喝奶，乳液容易进入气管，引起呛奶

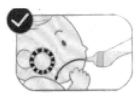
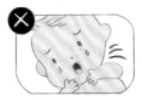

顺畅进入食道 　　　　　仰头喝奶易呛奶

防止胀气
瓶身弧形设计，使得宝宝喝奶时奶液始终充满整个奶嘴，避免奶嘴区域有空气随奶液进入宝宝体内引发胀气

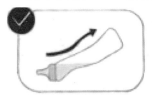
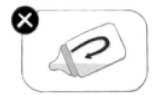

奶液始终充满整个奶嘴　　　奶液无法始终充满整个
内部，避免空气混入　　　　　奶嘴，空气易被吸入

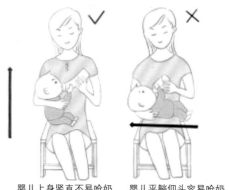

婴儿上身竖直不易呛奶　　婴儿平躺仰头容易呛奶

116. 什么是乳腺炎?

乳腺炎是指乳腺的急性化脓性感染,是引起产后发热的主要原因之一,最常见于哺乳妇女,尤其是初产妇。乳腺炎在哺乳期的任何时间均可发生,以哺乳的开始阶段发病最为常见,通常在产后第 3~4 周。致病菌大多为金黄色葡萄球菌,少数为链球菌。病菌一般是从乳头破口或皲裂处侵入,也可直接侵入引起感染。其主要表现为乳房肿胀疼痛、局部红肿、发热。

117. 乳腺炎如何治疗?

哺乳期得了乳腺炎可以通过一般治疗、药物治疗等方法处理:

①持续哺乳，当剧烈疼痛时可以用健侧或症状较轻的一侧喂养，可以手挤乳汁，乳房内留有乳汁可能会加重形成乳腺脓肿。避免对乳房硬块的过度按摩或热敷；

②症状较轻未超过 24 小时可以保守治疗，但是需要在 12~24 小时内有效移出乳汁，症状没有改善需根据医嘱使用抗生素；

③保证充足的休息与睡眠，提高自身免疫力。

118. 急性乳腺炎的疾病特点是什么？

急性乳腺炎分为急性炎症期、脓肿形成期和脓肿破溃期，三个阶段的特点如下：

①急性单纯乳腺炎初期主要是乳房胀痛，局部皮温高、压痛，出现边界不清的硬结，皮肤红、肿、热、痛，可有患侧腋窝淋巴结肿大、压痛、全身发热等症状。辅助检查血常规白细胞和 / 或中性粒细胞计数升高。这种单纯性的乳腺炎若经过及时干预，症状往往可以得到控制；

②脓肿形成期患者全身发热症状进一步加重，局部组织发生坏死、液化，大小不等的感染灶相互融合形成脓肿。患侧乳房的肿胀疼痛加重，可出现跳痛；浅表脓肿可触及波动感，辅助检查血常规见白细胞和 / 或中性粒细胞升高，乳腺 B 超检查可见脓肿形成，注射器穿刺抽吸，待抽出脓液或涂片中发现白细胞可明确脓肿的诊断。

③局部脓肿破溃后，长时间伤口流脓。乳汁从疮口溢出，久治不愈形成乳漏，严重者可合并败血症，这种情况必须去医院进行抗感染治疗或脓肿切开引流。

119. 急性乳腺炎的表现是什么？

急性乳腺炎的主要是表现是乳房肿胀疼痛，患者还有可能出现发热的现象，随着疾病的发展，可能有乳房部位的脓肿，具体来说：

①急性乳腺炎在开始时患侧乳房胀满、疼痛，哺乳时尤甚，乳汁分泌不畅，乳房结块或有或无，全身症状可不明显，或伴有全身不适，食欲欠佳，胸闷烦躁等；

②局部乳房变硬，肿块逐渐增大，此时可伴有明显的全身症状，如高热、寒战、全身无力、大便干燥等。常可在 4~5 天内形成脓肿，可出现乳房搏动性疼痛，局部皮肤红肿，透亮；

③脓肿形成时肿块中央变软，按之有波动感，若为乳房深部脓肿，可出现全乳房肿胀、疼痛、高热，但局部皮肤红肿及波动不明显，需经穿刺方可明确诊断。有时脓肿可有数个，或先后不同时期形成，可穿破皮肤，或穿入乳管，使脓液从乳头溢出，破溃出脓后，脓液引流通畅，疼痛减轻而愈；

④若治疗不善，失时失当，脓肿就有可能穿破胸大肌筋膜前疏松结缔组织，形成乳房后脓肿；或乳汁自创口处溢出而形成乳

漏；严重者可发生脓毒败血症；

⑤急性乳腺炎常伴有患侧腋窝淋巴结肿大，有触痛；白细胞总数和中性粒细胞数增加。

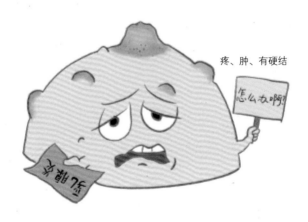

疼、肿、有硬结

怎么办啊?

120. 乳房脓肿可以母乳喂养吗?

乳房脓肿是乳房中有一部分脓聚集，通常非常的痛，常常是反复性的乳腺炎没有得到完全的改善或是乳腺炎根本没有消失所引起的，经系统治疗后对哺乳的影响较小，如需外科手术者也可以持续哺乳，如果哺乳实在太痛或者妈妈不愿意，可以用手挤奶移出乳汁，在疼痛减轻后再让宝宝吃患侧。

121. 乳腺炎该选择热敷还是冷敷?

可以在喂奶前热敷,按摩乳房,促进乳汁排出,减轻乳房的肿胀;喂完奶可以冷敷,减轻充血和疼痛。

122. 急性乳腺炎和乳腺癌的区别是什么?

急性乳腺炎病情严重时常伴有寒战、高热、白细胞升高等全身感染征象;脓肿形成时可触及波动感,穿刺可吸出脓液。

炎性乳腺癌皮肤增厚,常伴有橘皮样改变,而无明显疼痛及发热、白细胞增高等全身感染表现,抗感染治疗无效。

第 13 讲　挤奶与乳汁的保存

123. 如何乳房按摩？

洗净双手，用温毛巾擦净双乳，观察有无堵塞，提拉乳头有利于促进排乳反射，5 根手指从四周轻柔地向乳头反向按摩，手法呈放射状地进行，由乳房根部向乳头方向按摩，如果有淤积的地方可用手掌上的小鱼际或大鱼际着力于患部，在红肿处轻柔地按摩，按摩时间为每侧乳房 3~5 分钟，用整个手掌从底部向乳头轻轻拍打乳房，将拇指和食指呈 "C" 字形放在乳晕外侧 2~3 cm 轻轻挤奶，拇指和食指变换位置，彻底排空乳房。

按摩方法：
1. 涂抹乳房按摩凝胶或乳汁于乳晕、乳头
2. 一只手托着乳房，用另一只手大鱼际或小鱼际，从乳房的根部向乳头的方向旋转按摩，不断地更换位置，按摩整个乳房

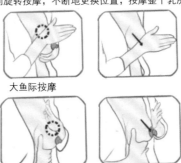

大鱼际按摩

小鱼际按摩

124. 如何手法挤奶?

　　首先做好心理准备，放松乳房，轻轻地按摩乳房，身体前倾晃动一下乳房，接着做好姿势的准备，拇指在乳头上方，另外两个手指在乳头下方形成字母"C"的形状。将干净的容器放在乳房下方，食指和拇指向后按向胸部，一压、一提、一松，注意不要将手从乳房上移开，两侧挤奶的时间不超过30分钟。

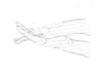

1. 清洗好双手，准备储存乳汁的容器，用于盛接乳汁
2. 找到一个舒服的位置坐好，用手挤奶需要10多分钟的时间

3. 拇指和食指分别置于乳晕上下两侧，呈现"C"字形，其他手指在乳房根部托住乳房，另一只手扶住盛放乳汁的容器

4. 拇指和食指向胸壁方向轻轻下压，不要太过用力，应挤压拇指和食指之间位于乳晕下面的乳房组织

5. 反复一挤一压，等乳房回弹，不要在乳房上滑动，重复这个过程
6. 依各个方向将乳房中的乳汁挤出

125. 如何用吸奶器吸奶?

　　吸奶前可以喝200~250 mL热水及温敷乳房，促进血液循环，可以轻轻地拉拽或者揉捏一下乳头，目的是刺激奶阵。也可以把

喇叭罩用温热水淋泡一下，将吸奶器的吸乳护罩放在乳房上，要确保乳头是能够在管道内自由移动的，先使用吸奶器的刺激模式，当感觉奶阵来了，滴滴答答出奶的时候，就改成吸吮的模式。等这一波喷奶反射结束后，还可以调回刺激模式。吸完一个奶阵之后，再吸 1~2 分钟，如果没有第二个奶阵出来，就可以结束吸乳。如果妈妈的奶阵是连接不断的，可以多吸一会儿，但是通常不超过 15~20 分钟，因为时间太长的话，可能会对乳房造成损伤。

126. 母乳该如何储存？

母乳的保存方法既可以放在奶瓶等容器中常温保存，也可以放在冰箱进行冷藏储存。冷藏储存可以使母乳保存时间相对更长一些。

母乳的储存

母乳类型	储存的位置和温度		
	桌面 室温 25 ℃及以下	冰箱冷藏室 4 ℃	冰箱冷冻室 –18 ℃及以下
刚刚手挤或吸奶器挤出的母乳	最多 4 小时	最多 4 天	6 个月内最佳，最多不超过 12 个月
冷冻后解冻的母乳	1~2 小时	不超过 1 天	母乳解冻后绝对不能再次冷冻
宝宝没吃完的母乳	在宝宝上顿吃完 2 小时之内使用		

需要注意的是，冰箱不同部位温度不同，加上冰箱经常开关，所以尽量将母乳放在冰箱后部；母乳冷冻后膨胀，所以不要装得太满，防止冷冻后母乳溢出，造成污染与浪费。

127. 如何解冻冷冻母乳？

可以提前一晚把母乳放在冷藏室解冻，解冻后再将容器放在流动的水里，逐渐增加水温加热母乳至合适的喂养温度，注意水温不要超过 40 ℃。解冻后可以进冰箱冷藏储存，但是要在 24 小时内饮用，解冻后的乳汁不可以再次冷冻。

128. 母乳变色还能喝吗？

母乳在冷藏室冷冻后，初乳会表现为橙色，有时乳汁还会表现为其他颜色，大部分与妈妈的饮食或药物中的色素有关。服用含有黄色素或红色素的饮料，可以使母乳变成红橘色，这些颜色改变通常无害，不影响母乳喂养。

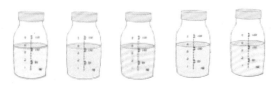

你知道母乳可以有很多颜色吗？

第 14 讲　配方奶的使用

129. 有哪些母乳代用品?

母乳代用品是指以婴儿为对象的配方食品, 以及在市场上以婴儿为对象销售的或以其他形式提供的经改制或不经改制的适宜于部分或全部代替母乳的其他乳及乳制品、食品和饮料, 包括瓶饲辅助食品、奶瓶和奶嘴。

130. 配奶用具清洗、消毒、存放的注意事项有哪些?

配奶用具清洗、消毒、存放的注意事项:

①洗净双手, 用专门的奶瓶刷将各个角落都清洗干净, 清洗时特别要注意瓶颈和螺旋处, 这是最容易藏污纳垢的地方, 不能漏掉;

②消毒奶瓶。准备一个消毒奶瓶专用的不锈钢锅, 将洗净的奶瓶放入锅中, 完全浸没于水下。玻璃奶瓶可与冷水一起放入锅中, 水烧开后煮 5~10 分钟再放入奶嘴、瓶盖等塑料制品, 再煮 3~5 分钟; 塑料奶瓶可等水烧开后与奶嘴、瓶盖等一起放入锅中消毒, 煮沸 3~5 分钟, 以免煮得时间过久导致变形(注意挑选耐高温的塑料奶瓶);

③通风沥干。消毒后，将奶瓶置于干净通风处，倒扣沥干，防止滋生细菌。需要注意的是，蒸汽消毒锅采用 100 ℃的高温蒸汽消毒，也是目前使用较多且比较有效的消毒方法。在使用时，按照蒸汽消毒锅说明书的操作方法，自动运行消毒即可。

131. 喂食配方奶有哪些注意事项？

以婴儿配方奶粉喂食宝宝时，还需要记住以下注意事项：

①保持母子亲密互动，妈妈的鼻息、声响、怀抱与抚摸会让宝宝感受到安心、甜蜜与依恋；

②喂奶角度应保持 45°，避免呛奶。喂完奶后，需要将宝宝立起、拍背，让宝宝打嗝；

③仔细观察宝宝的状态，依据宝宝需求增加奶量，不要强制喂奶，强制喂养可能会让宝宝对喂奶产生抵抗情绪；

④选择适合的奶粉，冲调用水要完全煮沸，放置到适当的温度（40 ℃），可将水滴至手腕内侧感受水温；

⑤冲泡好的奶粉且未吃的情况下常温保存不超过 2 小时，吃过剩下的配方奶应及时丢弃。不能再次煮沸，会使蛋白质、维生素及营养物质发生变化，失去原有营养价值；

⑥奶粉不宜经常更换；

⑦奶粉应置于干燥清洁处避光保存，冲调完奶粉后及时密封。

第15讲 职场妈妈如何兼顾工作与哺乳

132. 职场妇女哺乳有哪些权利?

国际母乳喂养行动联盟（WABA）提出亲善职场对于母乳哺育妇女必须提供的方案与设施包括：

①时间方面：提供产后至少6个月的育婴假，且有薪水给付；弹性的工作安排，每天至少1小时的哺乳休息时间；

②社会支持方面：告知妇女工作持续哺乳的好处；确保妇女工作权，鼓励雇主们对哺乳有正面的支持。

此外，在法律支持方面，《中华人民共和国人口与计划生育法》第二十九条规定："公共场所和女职工比较多的用人单位应当配置母婴设施，为婴幼儿照护、哺乳提供便利条件。"在妇女的工作场所附近提供托儿所；在流动性的工作场所，亦应提供托婴照顾；提供挤奶室，以供挤奶及储存奶水之用。

133. 职场妈妈如何维持泌乳?

奶水的分泌是根据"供需原理"，因此，建议职场妈妈于上班时持续、尽量亲自以乳房哺喂，可维持及增加乳汁的分泌。当职场妈妈发现泌出的奶水量减少时，建议进行下列方式来增加奶水量：

①用手挤奶以促进喷乳反射；

②在温暖、干净、隐秘的空间挤奶；

③在婴儿吸奶的同时挤另一边乳房；

④增加亲自喂奶及挤奶的次数；

⑤适当运用按摩及挤压技巧，增加挤出来的奶水量；

⑥挤奶前热敷；

⑦上班前及回家后马上直接哺乳；

⑧必要时视个人情况服用发奶药物或食物。

134. 职场妈妈在产假期间能做些什么？

让宝宝接受奶瓶一般需要 2 周的时间，首先要将宝宝的进食时间分为早、中、晚三段。在中间的时段进行奶瓶尝试，这时的宝宝较容易接受新鲜事物，可以先用奶瓶逗逗他，然后喂他吃几口，让他熟悉奶瓶。接着在他情绪稳定的时候多用奶瓶喂食。

①提前存奶：待妈妈返回职场后，首先要考虑家里 "存粮" 够不够，每个宝宝的食量不一样，亲喂的时候我们不会纠结宝宝吃进去多少，但是一般来说按照每 800~1000 mL 的量做预算是足够的；

②手法挤奶：因为没办法随时喂奶，万一再不小心错过了吸奶时间，可引起乳房胀痛甚至乳汁淤积。此时可用手法挤奶的方

式缓解。乳房出现问题时，用手挤奶比吸奶器更舒适、安全，且效率更高，是宝宝吸吮之外最有力的乳房问题帮手；

③教会家人奶瓶喂养技巧：教会家人正确瓶喂，尽可能地模仿乳房喂养特点，包括选择低流速的奶嘴，尽量放平奶瓶倾角，让宝宝自己通过吸吮控制流量等等；

④准备好吸奶器：手动 / 电动、单边 / 双边均可；

⑤准备好储奶及背奶工具：奶包 / 保温袋 + 蓝冰 / 可注水式冰袋 + 储奶瓶，或空保温瓶 + 冰块 + 存奶袋，或厚保温袋 / 保温箱 + 蓝冰 / 可注水式冰袋。

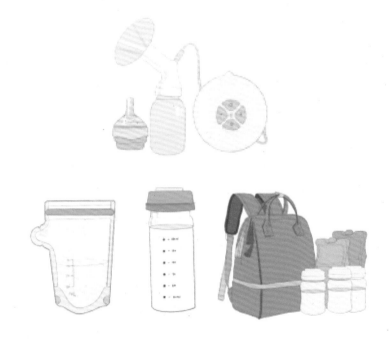

135. 上班时频繁溢乳怎么办?

哺乳期妈妈上班时频繁溢乳,可尝试掌握下面的几个技巧:

①建立信心,不用惊慌,尽管乳房此时产生出大量乳汁,但是漏奶会随着时间延长自然停止;

②选择合适的防溢乳垫,放在哺乳内衣的罩杯里,打湿后及时更换;

③双手抱胸对乳房施压,漏奶一般发生在奶阵来临的时候,很多妈妈这时都会感到乳房发胀,此时可以双手抱胸,向乳房施压,维持 1~2 分钟。

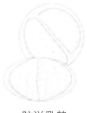

防溢乳垫

136. 职场妈妈如何规划挤奶空间及时间?

上班时的哺乳形态可以归纳为以下的几种方式:

①完全直接哺乳;

②完全以奶瓶喂食挤出来的母乳;

③下班后直接哺乳,上班时以其他方式喂母乳;

④下班后直接哺乳，上班时以其他方式喂母乳及配方奶；

⑤下班后直接哺乳，上班时喂配方奶。

不论采用上述哪一种方式，皆称为持续哺乳，而只要是持续哺乳，都有以下优点：

①安抚、维持亲子关系并具有肌肤接触的好处；

②有益于婴儿口腔发育；

③预防疾病、过敏并促进婴儿免疫系统发育；

④营养上的好处；

⑤对母亲方面则有延迟怀孕及远期健康的好处。

137. 母乳妈妈的照顾者可以做些什么？

不管从情绪还是体力上来说，返回职场都是很疲惫的，新任宝妈刚刚适应了妈妈的角色，突然同时又要投入另一个角色。每天下班后都会觉得很累，在这期间家属分担一些家务，会让妈妈轻松很多。找到可应急的人，如果有什么困难可以请亲戚或朋友帮忙，也许是帮着做饭、买菜，或仅仅是请他们"随叫随到"应付一些紧急情况。

第 16 讲　离　乳

138. 离乳的最佳时间是什么时候?

世界卫生组织建议,纯母乳喂养 6 个月,此后可继续母乳喂养至 2 岁及以上,一般不建议非必要的 6 个月离乳,引导自然离乳是一个循序渐进的过程,让宝宝与妈妈有了联系,做好准备。离乳一般由宝宝主导完成,6 个月之后合理添加辅食,妈妈从旁引导以保证此期平稳度过。

139. 母乳喂养会导致宝宝龋齿吗?

一般情况下,母乳喂养并不容易导致龋齿。宝宝吃母乳时,乳汁会很快进入喉咙中,留于口腔的机会不多,另外母乳的 pH 值较高,且富含免疫球蛋白、乳铁蛋白等抑制龋齿的成分,所以吃母乳的宝宝发生龋齿的概率较低。最新研究发现,母乳喂养儿童的龋齿患病率低于奶瓶喂养儿童。母乳喂养 12 个月以下发生龋齿风险降低,但在母乳喂养超过 12 个月的儿童中,夜间喂养或更频繁喂养的儿童患龋齿的风险将有所增加。因此,建议月龄大于 12 个月的幼儿减少夜间喂养。

140. 离乳后需要排残奶吗?

有一种说法,离乳后,乳汁不排出来,会在乳房里发生变质。然而真相是离乳以后乳汁中的水分会减少,氯离子和钠离子浓度会不断地升高,水分少了,脂肪的比重便会提高,所以乳汁会呈牙膏状,颜色有白色、乳白色、黄色。离乳后残留乳汁的处理如自然回乳,乳房内残余乳汁无须处理,会随着乳腺组织的萎缩退化,逐渐消散、吸收。

141. 如何正确离乳?

离乳是妈妈与宝宝共同的行为,当妈妈和宝宝都做好了准备,就可以有计划地离乳了。首先,找到哺乳以外的替代行为,可以用抚摸宝宝后背的方式表达爱。其次,逐渐转移注意力,提供有兴趣的玩具、游戏或者健康安全的小点心,慢慢减少哺乳次数。

离乳期间,妈妈涨奶是很正常的现象。虽然宝宝减少了吸吮次数,但是乳房依然会继续产生乳汁,如果妈妈涨奶,可以移出一部分乳汁,保证自身的舒适;但如果过度刺激,乳房会判断为孩子还在吸吮,不利于离乳。因乳房无法完全吸空,可能会出现包块,这些包块是阻塞的乳腺或者乳腺炎的前兆。用毛巾冷敷在疼痛或肿块最明显的地方,帮助乳房降温,减轻肿胀、疼痛,顺着肿块与乳头的方向，温和地打圈按摩乳房。如果包块持续存在，皮温升高、表面皮肤发红，甚至出现发热的现象要警惕乳腺炎，需要及时到医院就诊。

第 17 讲　辅食添加

142. 宝宝有哪些表现可以开始添加辅食？

一般情况下，宝宝有挺舌反射消失、对成人的食物感兴趣、经常因为肚子饿而哭闹等表现时，可以开始添加辅食。具体分析如下：

①宝宝的舌头会将放到嘴里的固体食物或勺子顶出去，防止异物进入喉部引起窒息，即为挺舌反射。妈妈们可以观察宝宝是否会将舌头上的食物往外推出，如果宝宝没有继续往外推出食物，并且出现了咀嚼食物的动作，就可以给宝宝吃一些米粉了；

②宝宝在俯卧时，能够伸直手肘支撑身体；

③宝宝可以保持颈部直立，并且自己能够将头部左右摇摆；

④宝宝可以支持靠坐；

⑤喜欢用口腔保管物品，可以用手把玩具放到口中；

⑥当大人进食时，开始对食物产生兴趣，表现出想吃的样子；

⑦当宝宝不进食或吃饱时，可以有用手推开、转头等表现；

⑧唾液分泌量增加，宝宝 5 个月左右开始萌牙，口水增多，同时口水中的唾液淀粉酶含量也增加，这提示宝宝可以消化含有淀粉的食物了。

143. 添加辅食应遵循什么原则?

添加辅食时应根据宝宝的实际需要和消化系统成熟程度，遵照循序渐进的原则进行:

①添加的品种——由一种到多种;

②添加的食量——由少到多，逐渐增加，每次只添加一种新食物，让宝宝适应 2~4 天，再加另一种，6 个月到 1 岁奶是主食，1 岁以后饭菜是主食，奶是辅食;

③添加的浓度——由稀到稠;

④食物的质地——由细到粗;

⑤遇到宝宝不适要立刻停止添加;

⑥吃流质或糊状饮食的时间不宜过长，要及时添加有助于咀嚼能力发育的普食。需要特别注意的是，1 岁以下的宝宝不能添加的辅食有蜂蜜、料酒、纯牛奶、糖果、咖啡、可可等。

144. 添加辅食的时间是什么时候?

不建议过早给宝宝添加辅食，大多数国家的政府机构和世界卫生组织都建议纯母乳喂养至 6 个月，并在 6 个月后继续母乳喂养的基础上合理添加辅食。这种喂养方式被认为是能够给婴儿提供营养和保证健康的最好方式，也是降低过敏发生率的最好方式。

145. 给宝宝添加辅食需要注意什么?

合理添加辅食有助于宝宝的身体健康,对宝宝的生长发育起到促进作用。在给宝宝添加辅食的过程中需要注意以下几点:

①选择健康的食材。对宝宝来说,健康的饮食是很重要的,所以一定要选用新鲜的食材,最好是现买现做现吃;

②烹饪时要注意卫生。制作辅食之前一定要注意保持好个人卫生,剪短指甲,用肥皂洗手。蔬菜或水果最好反复清洗,另外可以给宝宝准备一套专用的工具,如榨汁机、研磨器、干净纱布等,不要和成人的用具混用;

③制作辅食的注意事项。要根据宝宝的消化能力来调节食物的形状和软硬度,刚开始添加的时候可以将食物处理成汤汁、泥糊状,然后再慢慢地过渡到半固体、碎末状、小片成形的固体食物;

④辅食注意营养搭配。不同食物的营养成分在互相搭配时会产生互补、增强和阻碍的作用。所以妈妈们在给宝宝制作辅食的时候,还要注意食材的搭配。

146. 不同月龄段的宝宝应该添加什么类型的辅食?

针对不同月龄段的宝宝,应添加不同类型的辅食:

①5~6个月——整吞整咽期:添加流质、泥糊状食物比较适合,辅食的质地要细腻、柔滑,适合整吞整咽。虽然可以开始添加辅食,

但此时奶粉或母乳仍然是宝宝的主食，辅食从 1~2 勺开始尝试慢慢添加，之后再逐步加量；

②7~8 个月——用舌捣碎期：此阶段辅食的质地可以从流质向半流质、半固体过渡，此时宝宝的肠胃发育也更加完善，可以消化肉类辅食了，辅食可以慢慢增加颗粒感；

③9~12 个月——牙床咀嚼期：食物的质地以用手可以碾碎的香蕉为标准。此阶段肠胃功能和消化酶进一步提升，可以慢慢加强食物的硬度帮助宝宝练习咀嚼。水果可以稍硬，肉类、蔬菜可以稍软；

④1 岁 ~1 岁半——自由咀嚼期：食谱中注意谷物、蔬菜、水果、肉类、禽蛋的搭配平衡，不要只吃某类食物。妈妈们应该把关注的重点从食物的种类转移到饮食结构上，从不定时进餐慢慢向有规律进餐过渡。

第 18 讲　哺乳期常见问题

147. 母乳喂养可以持续多久?

母乳喂养可以改善儿童的生存、健康和发育，促进人力资本的发展。世界卫生组织和联合国儿童基金会（UNICEF）共同建议纯母乳喂养到 6 个月，持续进行母乳喂养至 2 岁或更长时间。6 个月内纯母乳可以完全满足宝宝需求，添加辅食之后，母乳仍然是宝宝所需的脂肪、蛋白质、维生素、抗体和其他物质的重要来源。

148. 哺乳期需要补钙吗?

哺乳期间建议适当补充钙剂和复合维生素，如果妈妈每日能保证摄入 500 mL 牛奶、一杯酸奶，可不需要额外补钙。随着母乳喂养，妈妈容易出现缺钙以及多种微量元素缺乏的现象，适量地补充可以预防哺乳期缺乏维生素及微量元素所引起的不适症状，同时也有利于宝宝钙和维生素的吸收。钙的主要来源食物包括乳制品、坚果类、虾类、豆制品。通过乳汁检查矿物质可以判断母乳含钙量，但没有什么特殊意义，虽然母乳喂养时，骨骼中的钙含量会减少，但当妈妈停止母乳喂养后，骨骼中的钙含量便会上升。此外，也有科学研究发现，母乳喂养可以降低妈妈以后骨质疏松的患病率。

149. 冷藏／冷冻后的母乳味道改变是因为变质了吗？

母乳的味道和成分有关，当然日常饮食也会影响，乳汁通常会带点甜味，妈妈可以尝尝自己的乳汁，了解自己乳汁的味道。当妈妈不确定乳汁是否变质时，可以先看看颜色，摇晃一下奶瓶，然后闻一闻气味，尝一尝味道，看看跟之前是不是一样。一般来说，冷冻时间不久的母乳会有一些特殊的气味，类似肥皂水，而变质的母乳会有一种酸臭味，就像变质的牛奶一样，这种就不能喂给宝宝了。

150. 来月经后的母乳质量会变差吗？

母乳是根据宝宝生长发育需求而不断变化的，至今没有任何研究表明，来月经后的母乳在质量上有什么变化。月经复潮后会让妈妈体内激素水平发生一些正常的波动，但对泌乳影响并不大，同时乳汁的分泌和宝宝的吸吮移出密切相关，因此即使来"大姨妈"了，也不影响正常哺乳。

151. 怀二胎后还能继续母乳喂养吗?

孕期哺乳对身体健康、营养足够的母亲来说是完全可行的。妈妈生产以后,乳汁也会再次变成初乳,以契合新生宝宝的需要,关于担心刺激乳房引起宫缩的问题,其实即使不哺乳,孕期也会发生子宫收缩,而相比性生活带来的宫缩,哺乳带来的影响会小得多,对于健康孕妇,在孕期性生活并非禁忌,哺乳就更不是了。

152. 运动会影响乳汁质量吗?

运动可以促进新陈代谢,提高细胞活性,哺乳期适当的运动对泌乳量、母乳质量以及宝宝的生长发育都不会有影响。虽然剧烈运动会导致妈妈乳汁中的乳酸暂时性地聚集,从而改变母乳的味道,但这个时间最长也只有 90 分钟左右。乳酸的代谢非常快,一般运动 1~2 小时后,母乳中的乳酸水平就和运动之前差不多了,即使母乳中的乳酸被宝宝摄入体内,也不会有负面影响。

153. 哺乳期间可以节食吗?

哺乳期间不建议节食,乳母需要摄入的热量比普通人多500~600 kcal。宝宝的营养来源于妈妈的母乳,如果妈妈摄入过少、营养不足，就会直接影响宝宝的生长发育。所以哺乳期间建议妈妈合理膳食，通过适当运动达到减肥目的。

154. 喂奶 4~9 个月后感觉乳房软了，是奶水变少了吗？

人体具有精妙的结构，乳房也是如此。有的妈妈之所以出现不涨奶的现象，主要是因为泌乳会顺应配合宝宝的食量，达成彼此之间的供需平衡状态，也就是"泌乳第三期"。这个时候控制奶量多少的是宝宝的吸吮，当宝宝吃得越多，从乳房"移出"的乳汁就越多，那么乳房新生产的乳汁也就会越多。这种供需平衡的泌乳方式其实是非常理想的，减少了因涨奶给妈妈带来的诸多不适。

155. 各类放射性检查会影响母乳喂养吗？

对于母乳妈妈来说，自己的健康安全与宝宝的健康同样重要，在身体有恙需要接受放射性检查时，并不需要为了孩子而忽略自己的需要，充分了解检查会导致的风险，与医生沟通，选择适合自己的检查，安排好宝宝的吃奶方法和时间，是比较稳妥的方法。

各类放射性检查的母乳喂养建议

检查分类	母乳喂养 / 中断建议
非增强放射摄像（平扫）	不需要
非血管使用碘造影剂	不需要
使用静脉含硫造影剂的 CT	不需要
使用静脉含钆造影剂的 MRI	不需要
核医学成像	
PET	不需要
骨扫描	不需要
甲状腺显像 I–131 I–123 ^{99m}Tc– 高锝酸盐	完全中断母乳喂养 中断时间各异，最长 3 周 最长 24 小时，取决于显像剂剂量
肾显像 ^{99m}TC–DTPA ^{99m}TC–MAG3 ^{99m}TC–DMSA ^{99m}TC–glucoheptonate	不需要 [a] 不需要 [a] 不需要 [a] 不需要 [a]
心脏显像 ^{99m}TC–Sestamibi ^{99m}TC–Tetrofosmin	不需要 [a] 不需要 [a]
多门控采集扫码（MUGA 扫描） ^{99m}TC（体外标记红细胞法） ^{99m}TC（体内标记红细胞法）	不需要 [a] 最长 12 小时，取决于显像剂剂量
VQ 扫描（肺通气灌注显像） ^{99m}TC–MAA	12 小时

续表

检查分类	母乳喂养 / 中断建议
乳房成像	
检查或诊断性 X 线摄影	不需要
超声	不需要
使用静脉含钆造影剂的 MRI	不需要
a. 国际原子能机构建议中断母乳喂养 4 小时或一次喂食，以避免受检者（哺乳母亲）对婴儿的外照射和显像剂中存在的游离 ^{99m}Tc。CT：计算机断层扫描；MRI：磁共振成像；MUGA：多门控采集扫描；^{99m}Tc-MAA：^{99m}Tc- 聚合白蛋白；PET：正电子发射断层显像；^{99m}Tc-MAG3：^{99m}Tc- 硫氰酸盐；^{99m}Tc-DMSA：^{99m}Tc- 二硫琥珀酸；VQ：通气灌注显像。	

来源：哺乳期女性的放射学和核医学研究，母乳喂养医学会。

156. 冷冻后的母乳不如配方奶吗？

尽管冷冻后母乳的成分会发生一些细微的变化，但乳汁肯定不会白存。即使冷冻后，母乳中的活性成分仍然是配方奶无法比拟的，吃冷冻后的母乳在消化吸收上与新鲜母乳并无差异，并且比配方奶更经济实惠。

157. 如何在公共场所喂奶？

到达目的地后考察周围环境，观察是否有适合哺乳的场所。首选在母婴室哺乳，如果周围没有母婴室，尽量选择安静舒适的位置，妈妈可以使用哺乳巾保护隐私，在家人的帮助下哺乳。

158. 哺乳期间需要定时排"空"乳房吗?

乳房不是储存乳汁的袋子,随着宝宝吸吮,乳汁的排出,乳汁也在不断产生,因此乳房不可能有真正"空"的时候。那么这里所说的排"空"是想表达什么意思呢? 在宝宝的有效吸吮下,乳汁从乳房中转移出去,让妈妈乳房不胀痛,觉得舒适,并且继续产生匹配宝宝需求的乳汁。在正常亲喂阶段,妈妈无须额外挤奶。感觉到乳房充盈就及时喂奶,如果宝宝不吃,妈妈不难受时可以不处理,难受了适当挤出一点点舒服就好,千万不要进入"越挤越多,越多越挤"的状态中,导致产奶过度,增加妈妈的负担和痛苦体验。

159. 哺乳期妈妈出现大小胸怎么办?

哺乳期妈妈出现大小胸可能与喂哺习惯有关,可以通过一些方法进行纠正:

①两侧乳房轮流喂,如果乳汁量很大,宝宝每次吃一侧的乳房就能满足,等下一次喂奶的时候就喂另一侧的乳房;

②通常一侧乳房的乳汁往往不能满足宝宝的需要,所以每次喂奶时两侧乳房都要喂,如果这次喂奶先喂的是左侧,那么下次先喂右侧乳房;

③乳汁是越吸越多,如果乳房受到的刺激不足,就会慢慢萎

缩，所以越是小的一侧越要让宝宝多吸吮；

④每次哺乳时让宝宝先吸不好吸的一侧，因为这时候宝宝处于饥饿状态，吸吮力会比较大，乳房受的刺激也会比较大，有助于纠正大小胸。

160. 接种了新型冠状病毒疫苗能喂奶吗?

哺乳期接种新型冠状病毒疫苗后，建议继续母乳喂养，根据我国《新冠疫苗接种技术指南（第二版）》建议：除孕期不建议接种之外，女性月经期、备孕期、哺乳期都不属于新冠疫苗接种禁忌。基于对疫苗安全性的理解，考虑到母乳喂养对婴幼儿营养和健康的重要性，参考国际上通行做法，哺乳期接种新冠病毒疫苗后，无须暂停母乳喂养。

161. 哺乳期可以注射疫苗吗?

哺乳期可以注射疫苗，接种疫苗不影响泌乳量，也不影响乳汁质量，并且接种后哺乳不会影响宝宝的健康，更不会影响宝宝的生长发育；反而是停止母乳喂养，有可能会影响宝宝的生长发育。所以在没有明确的不良后果证据前都不建议中断哺乳，可以继续正常的母乳喂养。

162. 宝宝需要补充维生素 D 吗?

宝宝出生 2 周后可以在儿科医生的指导下补充维生素 D，因为母乳中维生素 D 的含量仅为 20~70 IU/L，不能满足宝宝每日的需求；宝宝进行日晒可以通过阳光中的紫外线转化一部分维生素 D，但是受到日照时间和皮肤面积的限制，也不能满足需要。因此为了保证宝宝的维生素 D 的摄入，母乳喂养的同时，也需搭配维生素 D。

163. 宝宝需要喝水吗?

6 个月内纯母乳喂养的宝宝不需要额外添加水，因为母乳里 88% 的成分是水，就算天气炎热也只需要给宝宝吃母乳即可，喂水会打破宝宝体内的免疫机制，还可能会使宝宝吸吮乳房的次数减少，造成乳汁减少。

164. 夜里需要叫醒宝宝喂奶吗?

婴儿是否需要唤醒吃奶，不能一概而论，需要根据不同的情况来做不同的处理。如果是出生早期，新生儿体重下降较多，或者存在摄入不足的风险时，建议温柔唤醒吃奶。如果妈妈奶量充足，婴儿的体重增长正常，情绪状态也很好，则不一定需要唤醒喂奶。

165. 宝宝吃奶后排便马上又要吃奶，是母乳有问题吗？

　　宝宝自身胃肠道功能发育不成熟，胃肠神经较弱，并且母乳中水分较多，宝宝消化快，所以容易出现"吃了拉，拉了吃"的现象，只要宝宝精神好，体重正常增长，大便性状正常，则不需要过多担心。

166. 6 个月后的奶就没什么营养了，不建议再给宝宝喂，真的是这样吗？

　　母乳中的抗体在整个母乳喂养过程中都是很丰富的，从宝宝满 6 个月开始，就可以添加辅食，因为宝宝处于快速生长期，对营养的需求很高，光靠喝奶已经不能满足生长发育的全部营养需求，所以需要及时添加辅食。但是为了保证能量及蛋白质、钙等重要营养素的供给，满 6 个月以后，依然要保证宝宝摄入一定量的母乳：7~9 月龄婴儿每天母乳量应不低于 600 mL；10~12 月龄婴儿每天母乳量约 600 mL；13~24 月龄幼儿每天母乳量约 500 mL。

　　《中国居民膳食指南（2022）》指出：母乳仍然可以为满 6 月龄（出生 180 天）后婴幼儿提供部分能量，优质蛋白质、钙等重要营养素，以及各种免疫保护因子等。继续母乳喂养也仍然有助于促进母子间的亲密连接，促进婴幼儿发育。世界卫生组织提出为满足婴儿不断发展的需求，应获得安全的营养和食品补充，同时继续母乳喂养至 2 岁或 2 岁以上。

167. 宝宝咬乳头怎么办?

宝宝在 6 个月左右的出牙阶段，可能会在吃奶时咬妈妈的乳头，但是宝宝在正确衔乳时，是没办法咬到乳头的。如果遇到宝宝咬乳头可以尝试以下办法:

①在喂奶快结束时，宝宝可能会因为吃完奶无聊而开咬。注意宝宝吃完奶的信号，尽可能在他咬乳头之前结束喂奶;

②喂奶之前，先给宝宝一个可以啃的玩具。如果他啃得很开心，就先让他啃个够，啃完玩具牙龈舒服了自然就不会咬乳头了;

③宝宝吃奶被干扰分心时，不要强迫继续吃;

④喂奶时跟宝宝眼神接触，避免宝宝为了引起妈妈的注意而咬乳头;

⑤宝宝吃奶含得很好时记得夸奖;

⑥上述方法都无法避免时，可以用手压住宝宝的下颌将乳头取出。

切忌尖叫和大吼，这有可能让宝宝害怕和伤心，有些敏感的宝宝以后甚至有可能拒绝吃奶。

168. 宝宝突然不吃奶了，怎么办？

宝宝突然不吃奶可能是长期累积下的情绪小爆发，这是一个信号，需要妈妈的关注。建议这时先对宝宝进行情感的安抚，最好的方式就是肌肤接触，肌肤和肌肤毫无阻碍地接触，可以很好地满足宝宝的情感需求，并且调动宝宝吃奶的欲望。

169. 宝宝与妈妈爸爸同睡安全吗？

不能简单地认为与宝宝同床睡是安全的，或者是危险的，而是应该有所区分。

母婴同床的危险因素有：

①与熟睡的爸妈同睡沙发或躺椅；

②与吸烟或酗酒的爸妈同睡；

③婴儿俯卧；

④床面过于柔软或有不安全物品。

母婴同床的好处有：

①妈妈以下图中姿势可以为宝宝创造一个安全的睡眠空间，妈妈的手臂挡在宝宝和枕头中间，哺乳完后宝宝侧卧即可；

②母婴同床宝宝睡得更好，妈妈也有更长的睡眠时间，且夜间哺乳更方便，母乳喂养往往能持续更久。

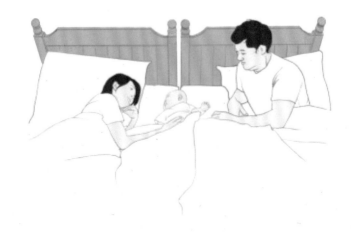

170. 宝宝体重下降需要添加奶粉吗?

宝宝体重下降时,应该找到相关原因,而不是直接添加奶粉。首先,正确测量宝宝体重,选择同一杆秤,称重时取"净重",不要采取减掉大人体重的方式,不需要每天称重,新生儿可采取每 3~5 天或者每周测量一次。因为宝宝并非"匀速"生长,今天重一点,明天轻一点,都是非常正常的现象。其次,对体重减少大于 10% 的宝宝,可以观察宝宝吃母乳的过程,如果吸吮有力,乳汁转移良好,大小便良好,可继续母乳喂养,如果大小便不足,体重增长不足的宝宝母乳喂养的同时可以进行补充喂养,以每天50 mL/kg 开始,优先添加手挤或吸奶器吸出的母乳,再根据情况添加配方奶。按照世界卫生组织儿童生长发育曲线,纯母乳喂养的孩子 0~3 个月平均每天增长 20~35 g;4~6 个月平均每天增长13~18 g;7~12 个月平均每天增长 7~12 g。

171. 母婴分离后，宝宝出现乳头错觉怎么办？

　　宝宝出现乳头错觉，其实是吸吮模式不同导致的。瓶喂因为奶嘴选择不同而使奶的流速过快，和妈妈乳房的奶阵不同，此时会使宝宝不会含接乳房或因含不好乳房产生挫败感而拒绝乳房，妈妈可以和宝宝多进行肌肤接触，建立亲子链接，让宝宝感受到在妈妈这里吃奶会更好，只有这样宝宝才愿意重新接受乳房。

172. 宝宝可以直接喝其他妈妈的乳汁吗？

　　有一定风险，但是风险可以避免。妈妈不能亲自喂哺的情况下，其他来源的母乳是婴儿食物的第一选择，其次才是配方奶。可以通过正规的"借奶"渠道——母乳库——获取乳汁，如果无法通过母乳库"借奶"，私下"借奶"首先要保证捐乳妈妈身体健康，无传染性疾病，未服用违禁药品或毒品。绝对不能接受匿名者捐献的乳汁，因为无法评估疾病和用药情况。无论什么时候，都不要在网上购买乳汁，其来源、储存和运输都难以控制。

173. 停母乳喂养后如何再度泌乳？

　　妈妈信心的建立对重新泌乳非常关键，重建哺乳关系，从肌肤接触开始，尽可能多地与宝宝肌肤贴在一起，按摩乳房刺激泌乳，诱导宝宝吸吮，借助母乳喂养辅助器，不给宝宝使用奶瓶，逐渐减少配方奶的使用，利用涨奶时喂哺，让宝宝能够快速吃到充足的乳汁，增加其吸吮的兴趣。

174. 哺乳时间算正常工作时间吗?

哺乳时间又称为授乳时间或者授乳假，根据《女职工劳动保护特别规定》第九条规定：有不满一周岁婴儿的女职工，其所在单位应当在每班劳动时间内给予其两次哺乳（含人工喂养）时间，每次三十分钟。多胞胎生育的，每多哺乳一个婴儿，每次哺乳时间增加三十分钟。女职工每班劳动时间内的两次哺乳时间，可以合并使用。哺乳时间和在本单位内哺乳往返途中的时间，算作劳动时间。也就是说，哺乳时间是算在每天的工作时间内的。因此用人单位不得要求哺乳女职工在正常工作时间以外再额外工作1小时。

第 4 篇

产后避孕与身心康复

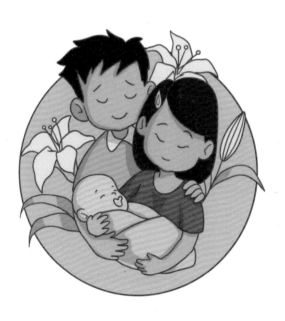

关爱守护 --

★母乳喂养有助于产后恢复

★产后性生活要积极避孕

★注意卫生，防止感染

★产后盆底康复训练可有效降低盆底疾病发生

第 19 讲　产后避孕

175. 获得产后避孕知识的最佳时机是什么时候？

产后避孕知识应尽早了解。建议在生产前就适当了解产后避孕的时间与方法；为了给产妇提供高质量的产后避孕服务，世界卫生组织在"产后计划生育战略"中明确指出，要将产后避孕服务系统各个服务部门整合起来，实现产前保健、分娩服务、产后访视、儿童预防接种、健康体检、营养指导和患病儿童门诊等一条龙服务。

176. 母乳喂养期间会怀孕吗？

母乳喂养期间依然会怀孕。哺乳期符合以下三种情况，避孕效果可达到 98%，但如果有一条不符合，则避孕失败率高，需尽早采取避孕措施：

①纯母乳喂养、白天和晚上经常哺乳或哺乳次数每天大于 6 次；

②月经未复潮；

③产后 6 个月以内。

177. 产后多久来月经?

产后月经的复潮与产后是否哺乳、哺乳时间的长短、女性的年龄及卵巢功能的恢复能力等因素有关。一般来说,不哺乳的女性,产后 10 周左右恢复排卵,之后会逐渐恢复月经;哺乳女性月经复潮会延迟。

178. 哺育母乳期间,如何延缓月经来潮?

亲喂可以延缓月经来潮。采用生态(生物性)母乳喂养,母婴不分离,不论白天夜晚均依婴儿的饥饿需求喂奶,可以用哺乳的频率安抚婴儿,午休或睡眠时间可以躺着喂养,不使用奶瓶或者安抚奶嘴。

179. 最佳生育间隔是多久?

生育间隔是指上一次怀孕终止的时间到怀上下一胎的间隔时间。上次怀孕终止的结果可能是生了健康的宝宝,也有可能是流产或死产等情况。在医学上最佳生育间隔与上次怀孕紧密联系,再依个体化分析,世界卫生组织建议在一次正常生产后,生育间隔应大于 2 年,小于 5 年;在自然流产或人工流产后等待 6 个月后可再怀孕。

180. 剖宫产哺乳期什么时候可以恢复性生活?

产后 6 周左右即可恢复性生活。建议 6 周左右在子宫内膜完全恢复好，不再有血性恶露，经过产科医生检查，没有特殊情况、没有急症，剖宫产瘢痕愈合良好，做好充分的保障及避孕措施时即可同房。

181. 生产后采取避孕措施的合理时机是什么时候?

女性是先排卵后来月经，在产后哺乳期中，最短的在分娩后 1 个月左右就排卵，有排卵就有可能受孕。因此，从产后的第一次性生活开始，夫妇就应采取安全、有效的避孕措施。

①哺乳女性：产后闭经的时间长短不一（同母乳喂养情况），其生育恢复难以预测，在月经来潮前可发生排卵及妊娠；

②未哺乳女性：分娩后 45 天可再次妊娠，故产后应尽快落实高效、可逆的避孕方法。

182. 哺乳期可以采取哪些避孕方式?

根据产后女性哺乳方式的不同，可以采取不同的避孕方法。

①哺乳女性：在产后 6 个月可采取哺乳期闭经避孕法，产后 6 个月后可使用高效长效避孕措施，如安放宫内节育器、皮下埋植等。含铜宫内节育器在产后胎盘娩出即可放置；曼月乐和皮下

埋植在产后 6 周可放置。无生育要求者可以在产后及时（胎盘娩
出时）或产后 6 周行女性节育术；

②未哺乳女性：产后即时（胎盘娩出时）至产后 6 周内可
根据情况进行女性节育，安放宫内节育器、皮下埋植，无口服
避孕药禁忌证也可待月经恢复后长期口服复方短效口服避孕药
（COC）。

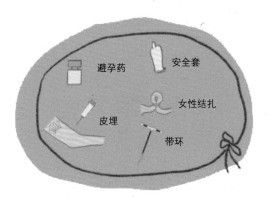

避孕方式种类

183. 哺乳期可以放置曼月乐吗？

根据《避孕方法选用的医学标准》的补充指南，对使用曼月
乐的建议是，产后女性无曼月乐禁忌证，可以在产后 6 周放置曼
月乐，放入宫内的曼月乐大约有 0.1% 左炔诺孕酮可以通过乳汁

转移给宝宝，但因剂量很小，故不会对哺乳宝宝造成伤害。

184. 哺乳期可以服用口服复方短效避孕药吗？

产后哺乳女性无口服避孕药禁忌证，6 周内不应服用（要在泌乳机制建立后，越晚开始越好），产后 6 周至 6 个月哺乳女性不推荐服用口服复方短效避孕药。

第20讲　产后康复

185. 产褥期间如何接受自己的身体变化和心理变化?

　　产褥期母体各系统、器官及心理状态较未孕及怀孕时均有很大变化,这些变化大多属于产妇正常的生理及心理变化范畴,以及能够承受的范围。产褥期过后,需要适应母亲的角色转换,由于激素水平的急剧变化,家人态度和照顾重点转移到新生儿,以及对生产和照顾新生儿经验不足,心态上准备得也不够充分,就会出现过度焦虑导致的不良情绪。此外,产后虚弱加上照顾新生儿的劳累也会影响妈妈的良好心态,妈妈如果不会积极疏导就很容易慢慢积累成产后抑郁。所以,妈妈们首先要学会自我识别不良情绪并自我疏导,把注意力转移到生下宝宝的喜悦上。提前了解关于分娩和照顾新生儿的知识,这样在问题出现时内心会更加有信心,有助于妈妈拥有积极的心态。家人的陪伴与支持也很重要,自己要和家人主动沟通,积极互动,适当表达自己的情感需求,以免家人忽略对自己的照顾。

186. 产褥期间为什么会便秘？便秘有哪些危害？

产后便秘会表现出疼痛或不适、用力和大便硬等症状，是影响产妇的常见病症。痔疮、会阴切开术部位的疼痛、妊娠激素的影响以及妊娠期使用的止血药会增加产后便秘的风险。产后饮食结构失衡、活动量下降肠蠕动减弱以及产后盆底肌松弛也会导致排便障碍。长期便秘会使腹压增加，增加的腹压会让盆底肌长期承受过大的压力，容易损伤盆底，从而引发其他盆底疾病，如盆腔脏器脱垂。便秘患者经常需要长时间的用力排便，这会使直肠疲劳、肛门收缩过紧、盆底痉挛性收缩，让女性在经期易发生痛经，产后出现盆底疼痛。便秘的人易出现失眠、烦躁、抑郁、焦虑等精神心理障碍，影响日常生活。长期便秘会使腹部胀满，让患者产生恶心、厌食等不适感觉。便秘可引起口干、口臭、口舌生疮，也会导致黄褐斑的生成。便秘可诱发肛裂、痔疮等疾病，长期便秘，存在诱发结肠癌、肝病、乳腺疾病的可能。便秘对于心血管疾病患者来说是一个危险因素，排便时腹压持续长时间增高，减少了回心血量，同时使颅内压持续增高，容易导致恶性心律失常及脑血管意外的发生。

187. 产褥期间需要捆束腹带吗？

对剖宫产的产妇来讲，产后腹部有伤口，使用束腹带可以防止产妇活动时腹压突然的增高而导致的伤口裂开，此外还可以起到固定伤口的作用，在一定程度上可以减轻疼痛，术后 1 周就不必使用了。产褥期间不建议使用束腹带，长时间使用束腹带可能会影响恶露排出，引起腹部血运不畅，也会影响产后子宫的恢复。长期使用腹带的话可能会导致腹部肌肉功能的进行性减退，脏器移位，进而导致盆腔器官脱垂的发生。提醒妈妈们：腹直肌分离、腹壁松弛、骨盆松弛或移位、腹部脂肪等导致的肚子松垮是无法依靠束腹带进行恢复的。

188. 哪些人需要做盆底肌力评估？

随着年龄的增长及生理变化，女性各种疾病也会伴随而来，如盆底功能障碍性疾病，以下人群需要做盆底肌力评估：

①产后女性；

②中老年女性；

③盆腔术后女性；

④盆底疾病患者；

⑤其他如备孕或备二胎、人流术后长期腹压增大、长期久坐女性。

189. 盆底肌恢复的最佳时机是什么时候？

无论剖宫产还是顺产，产后 42 天无阴道流血即可进行盆底肌恢复，越早盆底康复，效果越好，越能避免或预防因妊娠分娩对盆底带来的伤害。盆底疾病可防可治，所以，盆底康复治疗结束以后，应积极开展家庭训练，根据情况定期随访。

190. 盆底肌松弛有哪些表现？

盆底肌松弛一般是由于女性在怀孕、分娩的时候盆底组织承受压迫和创伤引起的，常见表现有：

①打喷嚏、咳嗽、大笑、跳绳时出现漏尿；

②产后感觉性生活质量变差、出现阴道松弛；

③腰背部疼痛、小腹坠胀感；

④久站久蹲后自觉有肉样组织脱出阴道口。

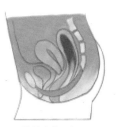 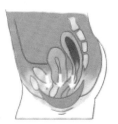

正常的盆底肌组织　　　　　盆底肌组织松弛

191. 同房痛是怎么回事？

多数女性在产后 6~7 周即可恢复性生活。但性生活时疼痛可能是慢性盆腔疼痛综合征（CPPS）惹的祸，慢性盆腔疼痛综合征其实是慢性盆腔疼痛的一个分支，是指当慢性盆腔疼痛的发生经证实没有感染或其他局部可能导致疼痛的明显病理变化，通常便将其归为慢性盆腔疼痛综合征。74% 的 CPPS 发生由扳机点引起，扳机点是盆底肌压痛时的疼痛结节，多在肌肉和筋膜处出现，也就是说 CPPS 的患者常常出现盆底肌过度活动或紧张。CPPS 常常导致消极或不愉快的认知、行为、性和 / 或情感体验，通常伴随下尿路、性功能、消化道、盆底或妇科功能障碍症状和消极的认知、行为、性和情绪变化。分娩时，胎儿通过软产道，盆底肌和神经被过度牵拉，导致肌肉组织缺血缺氧变性以及神经损伤。如果分娩过程遇到难产等情况，盆底肌纤维断裂，大量结缔组织瘢痕化，此外，会阴侧切分娩虽然有助于胎儿安全娩出，可有效避免产道出现严重撕裂伤，但会阴侧切破坏了产妇会阴的完整性，对产后性健康影响比较大。剖宫产后应激反应过度导致炎性因子水平升高，也容易导致盆底肌肉功能紊乱，出现盆底肌痉挛。

192. 产后盆底康复是"智商税"吗？

有的妈妈产后自我感觉良好，没有漏尿、松弛等不适症状，会思考这种"正常情况"还需要做盆底康复吗？首先，育龄期的女性，身体功能处于巅峰状态，会掩盖一些轻微症状。但女性随着年龄的增长，雌激素水平下降，韧带和肌肉出现松弛老化，由于妊娠分娩导致的盆底疾病问题就会凸显。其次，妊娠、分娩不可避免会对盆底肌造成损伤，之所以症状不明显，是因为有除盆底肌之外的肌筋膜韧带在代偿。最后，盆底疾病的发生需要一个进展过程，只有盆底肌损伤到一定程度，盆底支持结构失去生理功能，盆底疾病才会发生。产后盆底康复训练能促进妊娠和分娩过程中损伤的神经和肌肉得到恢复，从而改善远期盆底状况，减少因解剖结构改变和年龄增长发生的盆底功能障碍性疾病。

193. 剖宫产还需要做盆底康复吗？

很多准妈妈在即将生产时会思考选择顺产还是剖宫产，并错误地认为只有顺产会导致漏尿、阴道松弛、便秘、性生活疼痛、盆腔器官脱垂等盆底疾病。但实际上，剖宫产也会导致盆底损伤，引起憋不住尿、阴道漏气、排便困难、子宫脱垂、盆底痛等问题。虽然剖宫产避免了胎儿经过阴道，却避不开十月怀胎的过程。妊娠期间，产妇子宫体积、重量逐渐增加，重心前移，重力牵拉导致盆底组织出现不同程度损伤，同时松弛素、雌激素、孕激素的水平发生改变，雌激素促进盆底组织修复、改善盆底血液循环、增加盆底肌力等作用被无限降低，松弛素及孕激素使盆底结缔组织松弛，改变骨盆底结构的生物力学性质，进而引发一系列盆底疾病。

194. 可以在生了二胎、三胎后一起做盆底康复吗？

随着三胎政策开放，高龄产妇越来越多。但高龄产妇由于激素水平低、肌肉弹性差、恢复能力差，更容易发生盆底松弛。不少孕妈妈在孕期就出现了咳嗽、喷嚏后漏尿等盆底松弛症状。有过分娩经历的妈妈第二产程大多较快，盆底肌肉和筋膜在短时间内被急剧扩张，损伤会更大。有研究表明，第一次分娩使子宫脱垂和阴道前后壁脱垂的风险增加 1 倍，每增加一次分娩，子宫、膀胱等盆腔脏器脱垂膨出的风险会增加 10%~21%。妊娠分娩对盆底肌带来的损伤不可避免，机体自我修复能力有限，一胎对盆底的损伤可能没有出现明显症状，但也不能忽视盆底康复，心存一丝"侥幸"，因为盆底疾病的发生可能就在某个瞬间。

195. 腹直肌分离有什么危害？

腹直肌与其他肌肉群在保护腹腔脏器，参与完成呼吸及躯体运动，维持体态，躯干及骨盆稳定性方面具有重要作用。由于腹直肌可维持腹腔内压稳定，因此当两侧腹直肌分离时，腹壁张力下降，会出现腹壁松弛、屈曲无力、腹部不适、腰背部疼痛、脏器脱垂的一系列生理功能异常，也会引起体形体态的改变，有发生腹壁疝的风险。

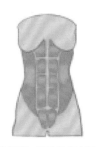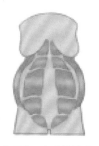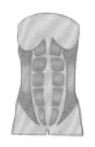

怀孕期：紧实的腹直肌　　怀孕中：组件被撑大的　　生产后：腹直肌筋膜被
　　　　　　　　　　　　腹直肌　　　　　　　　拉开，松弛分离

196. 产后出现腰背痛怎么办？

妈妈为了给宝宝创造一个适宜的环境，自身需要做出一系列的改变，比如体重增加和激素波动，从而引起关节受力增加、腰段脊柱前凸、腰椎韧带松弛、骨盆前倾、液体潴留等一系列变化，进而导致孕期出现腰痛。随即产后腹直肌分离，核心力量不足，腰背部负荷加重。当妈妈出现腰背部酸胀疼，首先要找到引起腰背部疼痛的原因，再根据原因个体化处理：

①注意日常姿势及体态，纠正不良喂养姿势及坐姿；

②注意休息，减少长时间提重物；

③可以进行核心稳定性训练及放松腰背肌肉的运动；

④哺乳期的妈妈仍要积极补钙，以免钙流失过多引起腰背痛；

⑤借助物理治疗，缓解局部症状，严重时也可在医师指导下使用止疼药物。

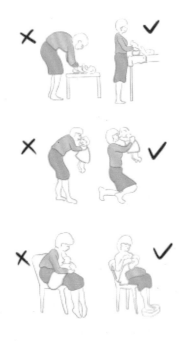

197. 为什么产后总是憋不住尿?

产后憋不住尿,出现尿频尿急,或者咳嗽、喷嚏后漏尿,医学上称为尿失禁,分为压力性尿失禁、急迫性尿失禁以及混合性尿失禁。产后尿失禁多是妊娠期间和分娩过程中,盆底长期受压或过度牵拉扩张,盆底肌肉疲劳、盆底神经受损、阴道松弛以及盆底脏器脱垂导致的。

198. 产后咳嗽、打喷嚏漏尿了怎么办?

生完宝宝后,咳嗽、打喷嚏漏尿不是正常现象,如果不进行治疗，漏尿可能会越来越严重。因此，千万不要以为产后漏尿是小事，要及时咨询医生，采用食疗、运动、康复训练等方法缓解。应注意以下几点：

①避免产后过早负重，积极做好产后凯格尔（Kegel）运动，促进盆底组织的修复；

②产后 42 天筛查时一定要进行盆底功能的筛查，如果筛查出盆底功能异常，不管伴或不伴尿失禁，都应尽快进行盆底康复治疗；

③产褥期间勿过度饮食，导致体重过重，过多的脂肪组织会对盆底支持组织长期挤压；

④养成良好的生活习惯，尽量戒烟，尽量不要食用咖啡及浓茶。吸烟容易引发咳嗽，增加腹压及膀胱内压，进而导致尿失禁；咖啡、茶等容易利尿，可能会导致尿失禁更加严重；

⑤经医生评估漏尿严重者，可以使用药物及手术干预。

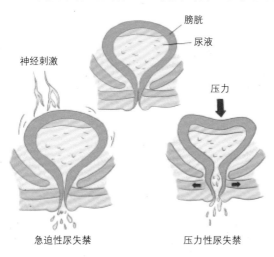

急迫性尿失禁　　　　　压力性尿失禁

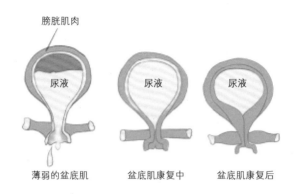

膀胱肌肉

尿液　尿液　尿液

薄弱的盆底肌　盆底肌康复中　盆底肌康复后

199. 漏尿和减肥有什么关系?

　　孕期体重过重或增长过多,不仅有分娩巨大儿的风险,还可能会面临妊娠高血压和妊娠期糖尿病,并且体重过度增长还会造成盆底肌在孕期受到过重的压力。有研究表明,孕妇体重指数每增加 5 个单位,尿失禁的危险性增加 60%;新生儿体重每增加 100 g,产后压力性尿失禁的风险增加 1.9 倍,器官脱垂的风险增加 2.3 倍。

200. 产后阴道松弛和阴道炎反复发作有什么关系?

　　产后的妈妈们明明做好了个人卫生和性卫生,阴道炎还反复发作的原因可能与盆底松弛有关。阴道有前壁、后壁,正常情况下前后壁贴合,处于自然合拢状态,周围有盆底肌及结缔组织支持,层层防护,阻碍病菌的入侵。阴道内菌群之间生态平衡时并不致病，正常菌群生长于阴道壁黏膜表面，参与物质代谢、增强阴道免疫力，其代谢产物可形成一道抵抗外来细菌侵入的生物屏障，所以，两道防线可以时时保障阴道内环境的安全。阴道炎在生育后女性以及围绝经期女性中是非常常见的。生产后，支持阴道的盆底肌松弛，结缔组织变薄弱，阴道前后壁之间不再像孕前那般贴合，各种病菌也会乘虚而入，使阴道菌群失衡，阴道炎反复发作。阴道松弛，相当于阴道的第一道防线坍塌了，细菌就更容易入侵了。

附录 1　准妈妈检查时间表

时间	检查项目	温馨提示
备孕期	常规检查	血常规、尿常规、粪便常规、心电图、肝肾功能、血生化、电解质、血糖、血脂等，可以快速筛查是否有常见疾病，以及综合判断身体健康状态，出现问题需要及时治疗和调整，以提高身体素质
	生育能力检查	生殖器官是否有疾病，是否能够产生成熟的精子和卵子。女性可以检查妇科 B 超排除子宫、输卵管的异常，例如子宫肌瘤、双角子宫、输卵管积水等。男性可以做精液化验排除精子质量问题。生育能力检查对于不孕不育的人群来说应该要重点检查
	性激素检查	检查体内性激素的水平，排除下丘脑、垂体和性腺激素分泌异常的疾病，例如高泌乳素血症、多囊卵巢综合征等
孕 0~5 周	确定妊娠	当女性发现每个月固定要来的"大姨妈"一直迟迟没来，而且开始出现恶心、呕吐、胃口不佳等情形时，就要怀疑自己是否怀孕了。建议先去药店购买市售的早孕试纸自行测试一下，或直接去妇产科，请专科医师检查
孕 5~6 周	B 超看胚胎数	通过超声波检查，大致能看到胚囊在子宫内的位置。怀孕女性若无阴道出血的情况，仅需看看胚囊着床的位置。若有阴道出血时，通常是先兆流产的症状。另外，还可以看到胚胎数目，以确定准妈妈是否孕育了双胞胎

时间	检查项目	温馨提示
孕 6~8 周	听胎心	做超声波检查时，可看到胚胎组织在胚囊内，若能看到胎儿心跳，即代表胎儿目前处于正常状态。此外，在超声波的扫瞄下，还可以看到供给胎儿 12 周前营养所需的卵黄囊
孕 9~11 周	绒毛膜采样	准妈妈若家族本身有遗传性疾病，可在孕期 9~11 周做"绒毛膜采样"。由于此项检查具有侵入性，常会造成孕妇流产及胎儿受伤，因此，目前做这方面检查的人不多
孕 12 周	量体重、血压、胎心、验尿抽血、NT	每位准妈妈在孕期第 12 周时，都正式开始进行第 1 次产检。由于此时已经进入相对稳定的阶段，一般医院会给妈妈们办理"孕妇健康手册"
孕 16 周	唐氏筛查	从第二次产检开始，准妈妈每次必须做基本的例行检查，包括：称体重、量血压、问诊及看宝宝的胎心音等。准妈妈在 16 周以上，可抽血做唐氏症筛检（但以 16~18 周最佳），并看第一次产检的抽血报告
孕 20 周	详细 B 超检查、胎动	第三次产检，准妈妈在孕期 20 周做超声波检查，主要是看胎儿外观发育上是否有较大问题。医师会仔细量胎儿的头围、腹围、看大腿骨长度及检视脊柱是否有先天性异常
孕 24 周	妊娠糖尿病筛检	第四次产检，大部分妊娠糖尿病的筛检，是在孕期第 24 周做。先抽取准妈妈的血液样本，来做一项耐糖试验，此时准妈妈不需要禁食

续表

时间	检查项目	温馨提示
孕28周	乙型肝炎抗原病毒血清试验、德国麻疹	第五次产检，如果准妈妈的乙型肝炎两项检验皆呈阳性反应，一定要让儿科医师知道，才能在准妈妈生下胎儿24小时内，为新生儿注射疫苗，以免让新生儿遭受感染。而曾注射过德国麻疹疫苗的女性，由于是将活菌注射于体内，所以，最好在注射后3~6个月内不要怀孕，因为可能会对胎儿造成一些不良影响
孕29~32周	水肿、预防早产	第六次产检，在孕期28周以后，医师要陆续为准妈妈检查是否有水肿现象；另外，准妈妈在37周前，要特别预防早产的发生，如果阵痛超过30分钟以上且持续增加，又合并有阴道出血或出水现象时，一定要立即送医院检查
孕33~35周	B超评估胎儿体重	第七次产检，到了孕期34周时，建议准妈妈做一次详细的B超，以评估胎儿当时的体重及发育状况（例如：罹患子痫前症的胎儿，看起来都较为娇小），并预估胎儿至足月生产时的重量
孕36周	为生产事宜做准备	为生产事宜做准备
孕37周	注意胎动	由于胎动愈来愈频繁，准妈妈宜随时注意胎儿及自身的情况，以免胎儿提前出生
孕38~42周	胎位固定、入盆、准备生产、考虑催生	第十次产检，从38周开始，胎位开始固定，胎头已经下来，并卡在骨盆腔内，此时准妈妈应有随时准备生产的心理。有的准妈妈到了42周以后，仍没有生产迹象，就应考虑让医师使用催产素

附录 2 妈妈待产包清单

准备证件	1. 现金和医保卡。如果是顺产的情况，需准备 1500~3000 元。如果要实行剖腹产，需准备 5000~7000 元。不同地方医院的规定和收费不同。 2. 检查单据。准备孕期产检时的单据，方便接产医生进行判断，以制定更仔细的生产计划。 3. 证件。包括夫妻双方的身份证，结婚证，户口本，准生证等。这些证件都是在办理住院的时候必须要用到。 4. 记录用品。相机、摄影机等可以记录宝宝出生的瞬间，还有妈妈生宝宝的时候的画面。
妈妈用品	1. 睡衣 2~4 套。炎热的天气，出汗多，准备棉质的、轻薄透气的睡衣；若是在冬天，则需准备保暖、便于解开的衣服，以方便哺乳；尽量不要穿套头毛衣等，应选择开衫的毛衣和棉衣。 2. 哺乳内衣 3 件。春天气候转暖、潮湿，衣服不容易干，妈妈可以再多买 1~2 件。另外，由于妈妈在哺乳期时，胸部会因为涨奶而变大，如果内衣太紧，会导致胸部疼痛。所以在临产时买，而且建议买比当时的尺码再大一点的。一定要买适合自己的，建议到实体店购买。 3. 拖鞋 1~2 双。选择鞋底柔软、防滑的拖鞋，如果是寒冷的天气，可以准备棉拖鞋。有亲人陪床的话，准备双人份，晚上起来照顾宝宝时穿也非常方便。 4. 毛巾 4~6 块。主要用于妈妈自身的清洁，可分别用于擦身、清洁胸部、清洗下身、擦脚等。夏天的时候，出汗多，可以再备多几条。建议毛巾尽量不要混用，不同花色有不同的用途；还要请照顾自己的人每天用开水给毛巾消毒。产后身体不比平时，容易感染细菌，护理时应该更加谨慎。

续表

妈妈用品	5 内裤 4~6 条。产后恶露多，需要随时更换，保持清洁卫生。旧的内裤也可以，但多带几条。 6. 吸奶器 1 个。对于剖腹产或者奶水不多的妈妈来说，如果想要顺利进行母乳喂养，除了可以让护士帮忙按摩之外，吸奶器也可以帮助妈妈吸出更多奶水。 7. 产妇卫生巾 20~25 片。产后恶露很多，由于私处容易遭到细菌感染，所以一定要保持干爽清洁，要选用安全正规的产妇卫生巾，到正规的商场去购买，不能贪一时方便或者价格而给自己的身体造成伤害。 8. 成人护理垫 8~10 片。在最初的几天，要插导尿管的时候用来隔恶露。 9. 餐具。饭盒、筷子、杯子、勺子、还有带弯头的吸管，产后不能起身时，可用吸管喝水、喝汤，很方便。 10. 妈妈食品。可提前准备好红糖、巧克力等食品。巧克力可用于生产时增加体力，红糖是产后补血之用。 11. 洗漱用品 1 套。牙具、梳子、小镜子、护肤霜、洗脸盆、洗脚盆、香皂、肥皂、洗衣粉若干等。妈妈要坚持刷牙，不过牙刷要软一点，刷牙要用温水。 12. 绑腹带 1 条。手术后勒伤口用，产后也可用来收腹。 13. 出院衣物 1 套。天气冷的时候，要注意防寒保暖，准备帽子、围巾，防止受风。天气热的时候出汗多，衣服要准备吸汗性能强的棉质衣服，外出戴上遮阳帽。雨季的时候，妈妈除了要备一套衣服外，还要准备一双防滑鞋、雨具，以免碰上下雨。
宝宝用品	1. 纸尿裤 30 片左右。选最小号比较适合新生儿用，宝宝刚出生一天大概用 8~10 片。如果选择棉的尿布，就要多准备，因为初生儿拉的次数很多，一天 8~10 次。建议刚出生的孩子选用纸尿裤会比较方便，爸妈容易上手。如果碰巧在多雨的春季，尿布潮湿不干易滋生细菌。 2. 口水巾 5 条。刚出生的宝宝溢奶情况比较多，所以爸妈可以多准备几条。

宝宝用品	3. 新生儿衣服。带肚衣 2~4 件，婴童连体衣 2~4 件，根据季节选择衣服厚度。小外套 2 件，宝宝外出穿。包被 2 条，外出时包裹宝宝用。 4. 脚套。婴儿脚套 3~6 对，防抓手套 2 对。 5. 帽子 2 个。外出时戴，天气热时就选薄帽子，寒冷时选厚帽子。 6. 毛巾被 2 条。宝宝睡觉时用，夏天热的时候，还是要注意盖一下小被子，不要让宝宝肚子受凉。 7. 奶瓶 2 个。可以准备大小不一样的，选择容易清洗的宽口玻璃奶瓶。 8. 奶嘴 4 个。小号、十字开口。 9. 奶瓶刷 1 个。用于清洁奶瓶和奶嘴。 10. 奶粉 1 罐。如果妈妈暂时没有母乳或者确实量很少不能满足宝宝的需要，只能在吮吸母乳后，再用小奶杯或勺子喂配方奶粉。 11. 婴儿护臀膏 1 瓶。可以预防红屁股。 12. 婴儿专用浴盆 1 个。给宝宝洗澡用，避免交叉使用造成细菌感染。 13. 水温计 1 个。水温在 37~40 ℃左右比较合适宝宝，但光靠大人的手感测水温很不准确。用婴儿水温计可以准确测量水温，让宝宝在舒服的水温中洗澡。 14. 洗澡带 1 个。让宝宝躺在水中而不至于被水呛到。 15. 婴儿专用润肤露 1 瓶。天气干燥寒冷的时候，宝宝娇嫩的皮肤需要滋润。 16. 婴儿专用洗发沐浴露 1 瓶。细菌、汗液等原因，都会让宝宝很容易受到感染，所以要保持肌肤清洁，以免刺激皮肤导致过敏。新生儿可以使用洗发和沐浴二合一的清洁产品，注意产品 pH 值要温和。 17. 婴儿专用洗衣液 1 瓶。宝宝的自身抵抗力弱，所以衣物要保持清洁卫生，同时要舒适柔软，不能越洗越粗糙，以免伤到宝宝肌肤。

续表

宝宝用品	18. 空气加湿器 1 个。使空气保持湿润，避免干燥而引起宝宝呼吸道刺激，或者衣服上起静电。 19. 湿纸巾。婴儿专用，湿巾可以用于宝宝日常的清洁，如清洁鼻口和小屁股。 20. 指甲钳。婴儿专用，新生儿新陈代谢快，指甲很快就长出来了。要是不剪指甲，他们很容易在不经意间把自己抓伤。婴儿专用的指甲钳小巧而且不会太锋利，可以避免剪到宝宝的手指。

附录3 0~36个月宝宝母乳喂养推荐时间表

月龄	喂养频率	喂奶时间推荐
15 天内	按需哺乳	只要宝宝饿了，妈妈胸胀了，就可以喂奶。宝宝能吃多少就吃多少
15 天 ~ 1 个月	按需哺乳	宝宝会养成有规律的吃奶时间，母乳妈妈只需按需哺乳即可
1~2 个月	3 小时 / 次	上午：6:00、9:00、12:00； 下午：15:00、18:00、21:00； 夜奶：2 次
3~5 个月	3.5~4 小时 / 次	上午：6:00、9:00； 下午：13:00、16:00、20:00； 夜奶：23:30、凌晨 3:00
6~7 个月	4~5 小时 / 次	上午：6:00、10:00； 下午：14:00、22:00； 夜奶：逐渐过渡到 1 次； 辅食：6 个月开始添加辅食
8~9 个月	6~8 小时 / 次	上午：6:00； 下午：14:00、22:00； 夜奶：逐渐断掉； 辅食：一天 2 次
9~12 个月	6~8 小时 / 次	喂奶：早、中、晚； 辅食：一天 3 次； 备注：喂奶与辅食之间间隔 1.5~2 小时
1~2 岁	6~8 小时 / 次	喂奶：早、中、晚； 正餐：一天 3 次；

续表

月龄	喂养频率	喂奶时间推荐
1~2 岁	6~8 小时 / 次	备注：喂奶与正餐之间间隔 1.5~2 小时，逐渐断掉母乳
2~3 岁	8 小时 / 次	喂奶：次数逐渐减少，如果宝宝喜欢喝奶，可以一直喝； 正餐：和成人一样

附录4　母乳喂养促进行动计划
（2021—2025 年）

母乳喂养对于促进婴幼儿生长发育，降低母婴患病风险，改善母婴健康状况具有重要意义。为落实《"健康中国 2030"规划纲要》《健康中国行动（2019—2030 年）》和《国民营养计划（2017—2030 年）》，保障实施优化生育政策，维护母婴权益，促进母乳喂养，制定本行动计划。

一、目标要求

以满足人民日益增长的美好生活需要为根本，以提升母婴健康水平为目的，强化宣传教育、服务供给和政策统筹，维护母婴权益，强化母乳喂养全社会支持体系，进一步提升母乳喂养水平。

——到 2025 年，推动形成政府主导、部门协作、全社会参与的母乳喂养促进工作机制，支持母乳喂养的政策体系、服务网络、场所设施更加完善。公众获取母乳喂养知识的渠道多样顺畅，健康素养明显提高，母乳喂养指导服务科学规范，母亲科学喂养主动行动，家庭成员和用人单位积极支持，母乳喂养率不断提升。

——到 2025 年，母婴家庭母乳喂养核心知识知晓率达到 70% 以上；母婴家庭成员母乳喂养支持率达到 80% 以上；医疗机构设立母乳喂养咨询门诊或孕产营养门诊的比例不断提高；公共场所母婴设施配置率达到 80% 以上；所有应配备母婴设施的用人单位基本建成标准化的母婴设施；全国 6 个月内纯母乳喂养率达到 50% 以上。

二、主要任务

（一）传播科学知识，大力开展母乳喂养宣传教育。

1. 全面开展社会宣传。充分利用传统媒体和新媒体，全方位多层次大力开展母乳喂养宣传教育，促进社会公众充分认识母乳喂养的重要意义。结合"世界母乳喂养周"等重要时间节点，组织主题宣传活动，普及母乳喂养科学知识和技能，提高社会公众健康素养，在全社会营造支持母乳喂养的良好氛围。

2. 加强目标人群健康教育。创新健康教育方式和载体，针对孕前、孕中、产后等夫妇和家庭，科学精准传播母乳喂养知识和技能，促进母婴家庭成员知晓母乳喂养科学知识，掌握母乳喂养基本技能。强化父母及养育人是保障儿童健康第一责任人的理念，营造母乳喂养家庭氛围，引导母亲坚定母乳喂养信念，家庭成员从营养、心理等多方面创造条件支持新妈妈实现母乳喂养。

3. 普及母乳喂养核心要义。指导母婴家庭树立科学喂养理念，形成科学喂养行为。婴儿出生后的前 6 个月，倡导纯母乳喂养，6 至 24 个月的婴幼儿，在科学添加辅食的同时，鼓励母亲继续进行母乳喂养。宣传母乳喂养有益母婴健康，可以促进婴儿体格和大脑发育，增强婴儿免疫力，减少感冒、腹泻、肺炎等患病风险，减少成年后肥胖、糖尿病和心脑血管疾病的发生，还可减少母亲产后出血、乳腺癌、卵巢癌的发生风险。特别要普及母乳无可替代的重要意义，让母婴家庭普遍知晓婴幼儿配方奶仅是无法纯母乳喂养时的替代选择。

4. 打造支持母乳喂养的宣传阵地。鼓励医疗机构、社区、托育机构和相关社会组织开展母乳喂养科普宣传活动，扩大科普宣传的覆盖面，提升知识和技能的可获得性。工会、共青团、妇联、计生协等群团组织充分发挥基层网络健全优势，加强母乳喂养知识普及，维护妇女儿童权益。发展和壮大母乳喂养促进志愿者队伍，形成支持母乳喂养的广泛社会力量。

（二）健全服务链条，努力加强母乳喂养咨询指导。

5. 强化孕期、产时和产后咨询指导服务。以提供孕产期保健和助产服务的各级各类医疗机构为主阵地，通过规范设置孕妇学校，完善孕产期保健全程服务，强化分娩后母婴同室，落实产后访视、产后 42 天健康检查等医疗保健服务，将母乳喂养咨询指导作为重要服务内容，及时向婴儿父母和家人提供，确保母乳喂养咨询指导贯穿孕期、产时、产后各项服务全过程。鼓励医疗机构产科、新生儿科推广应用分娩后尽早母婴皮肤接触、早产儿袋鼠式护理等新生儿早期基本保健适宜技术，促进产妇早开奶，提升母乳喂养率。

6. 做实新生儿和婴幼儿期咨询指导服务。乡镇卫生院、社区卫生服务中心等基层医疗卫生机构，开展新生儿家庭访视、新生儿满月健康管理、婴幼儿健康管理服务时，要结合婴幼儿营养喂养筛查评估，针对儿童养育人开展母乳喂养咨询指导，帮助母亲和家庭成员掌握科学育儿知识。医疗机构要重视高危儿、早产儿、患病儿童母乳喂养服务，提供针对性母乳喂养咨询指导。做好哺乳期患病妇女母乳喂养和安全用药指导服务。挖掘和传承中医药促进母乳喂养的独特优势，普及中医适宜技术，促进母乳喂养。

7. 完善母乳喂养咨询服务网络。鼓励综合医院、妇幼保健机构、妇产医院和儿童医院、有条件的乡镇卫生院和社区卫生服务中心设立母乳喂养咨询门诊或营养门诊，为家庭提供母乳喂养咨询指导，增加服务供给，提高服务可及性。针对孕产保健科、妇产科、儿科、儿童保健科、儿童营养门诊、乳腺保健门诊等科室加强能力建设，将母乳喂养知识技能作为重点内容，定期开展医护人员专业知识技能培训。以促进母乳喂养为重点，推进爱婴医院建设，持续强化爱婴医院影响力。推动孕产期保健、新生儿保健、儿童营养特色专科建设，促进医疗机构推广适宜技术，提升母乳喂养率。

8. 创新咨询服务方式方法。大力推进"云上妇幼"和"互联网＋妇幼健康"服务，通过手机 APP、小程序、网站、热线电话等多种方式，建立线上线下母乳喂养咨询渠道，为群众提供持续母乳喂养咨询指导。

（三）完善政策制度，着力构建母乳喂养支持环境。

9. 保护哺乳期女职工权益。用人单位要切实落实女职工劳动保护相关规定，确保女职工享受产假、生育奖励假，合理安排哺乳期女职工的哺乳时间。鼓励有条件的地方开展父母育儿假试点，合理确定父母育儿假待遇，健全假期用工成本分担机制。用人单位不得延长哺乳期女职工劳动时间或者安排夜班劳动，对哺乳未满 1 周岁婴儿的女职工，用人单位应当在每天的劳动时间内为其安排 1 小时哺乳时间；女职工生育多胞胎的，每多哺乳 1 个婴儿每天增加 1 小时哺乳时间，哺乳时间视同提供正常劳动。用人单位不得因女职工哺乳降低其工资福利待遇、予以辞退或解除劳动（聘用）合同。用人单位应确保工作场所安全卫生，避免哺乳期女职工从事有毒有害及放射污染等哺乳期禁忌从事的劳动。

10. 鼓励灵活安排工作时间和工作方式。用人单位应结合生产和工作实际，采取多种措施为哺乳期女职工提供便利。对女职工休完产假，自愿申请提前返岗的，可以由用人单位与职工协商，采取工作半天或隔天工作等多种灵活方式累计使用其应休未休生育奖励假。哺乳期女职工的哺乳时间可以由用人单位与职工协商，通过相应缩短每天工作时长、在工作时间内分段使用、采取弹性上下班等灵活方式予以安排。有条件的用人单位可结合工作岗位实际，对符合条件的哺乳期女职工采取居家办公等远程工作方式解决其哺乳困难。

11. 推进母婴设施广泛覆盖。以哺乳期妇女和婴幼儿需求为导向，推进医疗卫生机构、商场、车站、机场、景区等公共场所加强母婴设施建设，提高母婴设施配置率。经常有母婴逗留且建筑面积超过1万平方米或日客流量超过1万人的交通枢纽、商业中心、医疗机构、旅游景区及游览娱乐等公共场所，建立服务功能适宜的独立母婴室，配备基本设施，突出引导标识，加强日常管理和维护，确保母婴设施正常运行。促进女职工较多的用人单位、托育机构设立哺乳室，提高配备率。引导托育机构设置与招收婴幼儿数量相适应的母乳接收和储存设施，强化托育机构儿童营养喂养工作指导，不断提升婴幼儿母乳喂养的可及性和可持续性。

12. 加强母乳喂养咨询指导人才队伍建设。以妇幼保健机构、妇产和儿童医院、综合医院、基层医疗卫生机构的妇产科医护人员、儿科医护人员、妇女保健人员、儿童保健人员为核心，开展以母乳喂养咨询指导知识技能为重点的人员培训，逐步建立完善母乳喂养咨询指导专业人才队伍。

13. 着力融入相关政策构建母乳喂养支持环境。将母乳喂养宣传教育、服务供给、政策制度建立，特别是母婴设施配备等纳入儿童友好城市、全国婴幼儿照护服务示范城市评价体系。在《健康中国行动（2019—2030年）》年度安排中，全面部署推进。加强科技支撑，鼓励开展母乳喂养科学研究，促进科研成果推广、应用和转化。鼓励具备条件的医疗机构试点开展公益母乳库建设，探索捐赠母乳社会志愿服务机制，形成全社会支持母乳喂养的友好氛围和支持性环境。

（四）加强行业监管，切实打击危害母乳喂养违法违规行为。

14. 引导行业自律。引导母乳代用品的生产、经营企业和相关行业协会加强行业自律，推动行业诚信建设，依法依规生产销售。母乳代用品的包装、标签标识、说明书应符合国家相关标准规范。母乳代用品生产销售者不得向医疗机构推销赠送产品样品或者以推销为目的有条件地提供设备、资金和宣传资料。禁止在大众传播媒介或者公共场所发布声称全部或者部分替代母乳的婴儿乳制品、饮料和其他食品广告。

15. 加强医疗机构管理。针对医疗机构加强医德医风建设，教育从业人员自觉按照职业操守和规范要求履职尽责。医疗机构及其人员不得向孕产妇和婴儿家庭宣传、推荐母乳代用品。严禁母乳代用品生产经营单位在医疗机构开展各种形式的推销宣传。相关生产经营单位不得在医疗机构推销宣传声称可替代母乳或具有相关作用的产品。医疗机构及其人员不得为推销宣传母乳代用品或相关产品的人员提供条件和场所。

16. 强化执法监督。按照食品安全法及相关食品安全国家标准规定，加大婴儿配方食品包装、标签标识及说明书的日常检查力度，督促生产企业依法进行标识标注。对于母乳代用品领域的虚假广告宣传、欺诈误导消费、侵害消费者权益、破坏公平竞争市场秩序等违法违规行为，市场监管部门应依据广告法、反不正当竞争法等法律法规，加大执法和打击力度，切实保障文明诚信的市场秩序。

三、组织实施

17.加强组织领导。各有关部门、群团组织和单位要切实加强领导，密切合作，建立分工负责、协调配合的工作机制，共同推进母乳喂养促进工作。各部门要结合自身职责，研究制订政策制度和具体举措，分阶段、分步骤组织实施，确保工作落实，群众受益，目标实现。

18.强化督促评估。各有关部门、群团组织和单位要加强工作督导，促进重点任务落实。积极探索、勇于创新，树立先进典型，发挥示范引领作用，推动工作深入开展。要围绕主要目标和具体任务，明确评估指标体系和评估工作方案，定期开展工作评价，及时通报有关情况。

19.广泛开展宣传。要采取多种形式，扩大社会宣传，充分利用报纸、广播电视和新媒体，广泛宣传"母乳喂养促进行动计划"的主要内容和工作要求，扩大社会知晓率，引导各方力量踊跃参与，确保行动取得实效。